高等院校医学实验系列教材

丛书主编　张庆镐　曾常茜

基础医学实验系列教材

机能学实验

主　编　罗学娅

副主编　嵇志红　李春实　郎明非　康　乐　杨春光

编　者　（按姓氏笔画排序）

于海玲　王　君　方　明　朱　亮

孙　莉　李春实　杨　勇　杨春光

张学梅　张媛媛　罗学娅　郎明非

赵丽晶　徐　静　康　乐　嵇志红

科　学　出　版　社

北　京

内 容 简 介

本教材共八章，包括概述、机能学实验常用动物实验知识与技术、机能学实验常用仪器介绍、基础性实验、综合性实验、设计（创新）性实验、虚拟仿真实验教学平台、病例讨论，基础性实验中包括部分中药药理实验等，此外在多数实验末增加了知识拓展栏目，以期引导学生进一步学习、思考及探索。本教材兼具实用性、综合性、探索性和先进性，内容丰富、精练实用，充分体现了大连大学基础医学实验教学示范中心的实验教学改革成果。

本教材可作为医学院校相关专业本科实验教材，也可作为研究生、青年教师和科技工作者的参考用书。

图书在版编目（CIP）数据

机能学实验 / 罗学娅主编. —北京：科学出版社，2019.11
ISBN 978-7-03-062942-5

Ⅰ．①机… Ⅱ．①罗… Ⅲ．①实验医学–医学院校–教材 Ⅳ．①R-33

中国版本图书馆 CIP 数据核字（2019）第 242366 号

责任编辑：周 园 / 责任校对：郭瑞芝
责任印制：赵 博 / 封面设计：陈 敬

科 学 出 版 社 出版
北京东黄城根北街 16 号
邮政编码：100717
http://www.sciencep.com

三河市骏杰印刷有限公司印刷
科学出版社发行 各地新华书店经销

*

2019 年 11 月第 一 版 开本：787×1092 1/16
2025 年 3 月第四次印刷 印张：9 1/2
字数：270 000

定价：42.00 元

（如有印装质量问题，我社负责调换）

前　言

按照国家中长期教育改革和发展规划纲要的精神要求，切实推进高等教育内涵式发展，提高本科教学水平和人才培养质量，高等医学教育的人才培养目标已向着培养高素质、有创新精神的综合型人才的目标转变。在 2018 年初教育部发布了《普通高等学校本科专业类教学质量国家标准》（以下简称《标准》），在知识、素质和能力等方面，从多个角度进行了明确的界定，强调要对以往重知识传授、轻能力培养的教育理念进行根本性转变，明确了在实现学生德、智、体等全面发展的同时，要进一步加强创新精神和能力的培养。《标准》对于规范我国本科专业建设，提高人才培养质量有着重要意义。按照《标准》，培养合格的医学生是医学院校教育发展的努力目标，也是医学毕业生能够为人民提供高质量的医疗服务，并在医学不断进步的环境中，保持其业务水平持续更新的内在需求和重要保障。机能学实验课程是医学院校实验教学的重要组成部分，是医学院校相关专业学生的必修专业基础课和技能培训课，其教学内容打破了学科界限，将生理学实验、病理生理学实验、药理学实验三者有机地结合在一起，在培养学生动手能力、创新能力、综合分析解决问题能力和科学思维能力等方面发挥着独特的作用。

本教材编写的指导思想是：以培养知识全面、具有创新精神的应用型人才为目标，紧密围绕机能学实验教学改革核心环节，以训练基本实验技能为基础，以经典与综合实验为核心，以设计实验为提高，以培养学生创新素质为目的，始终贯穿实用性、综合性、探索性和先进性原则，做到内容丰富、精练实用。

本教材共八章，在保留部分经典基础性实验的基础上，增加了综合性实验、设计（创新）性实验、虚拟仿真实验教学平台、病例讨论等内容，在基础性实验一章还包含了部分中药药理实验。此外在多数实验末增加了知识拓展栏目，以期引导学生进一步学习、思考及探索。通过机能学实验教学，使学生在掌握机能学实验基本实验技能的基础上，将生理学、病理生理学和药理学知识融会贯通，这样既培养了学生观察问题、综合分析问题、解决问题的能力，也培养了其科学思维方法和文献查阅、科研论文写作能力，为提高学生综合素质及后续课程的学习打下良好的基础。

在教材编写过程中，得到了一些专家、教授的指导和帮助，全体编者认真敬业、反复推敲修改，但因水平有限，书中难免出现不足和疏漏之处，恳请使用或参考本教材的教师、学生提出宝贵的意见和建议，使之更加完善。

编　者

2019 年 6 月

目　　录

第一章　概　　述

一、机能学实验目的与要求

　　机能学实验是研究生物正常机能、疾病发生机制与表现，以及药物作用和作用机制的实验性学科。它继承并发展了生理学、病理生理学和药理学实验课程的核心内容，在保留传统实验的基础上，通过学科之间的交叉融合，将原来各自独立的实验内容进行了有机结合，为学生提供了一个从不同角度观察和分析同一类问题的平台，对培养学生的综合分析和解决问题能力、系统医学思维能力有着十分重要的意义。

（一）目的

　　1. 通过实验巩固与加深对基本理论、基本知识的理解与掌握。

　　2. 学习与掌握实验的基本技术，熟悉实验的基本方法，体验科学研究的基本程序。

　　3. 训练动手操作能力，使用仪器能力，观察、思考、分析、解决问题能力，培养严密的逻辑思维能力和创新思维能力，培养严谨的科学工作作风，为将来从事科学研究与临床实践工作打下扎实的基础。

（二）要求

　　1. 实验前，认真仔细预习实验内容，了解实验目的，领会实验原理，熟悉实验方法和注意事项，复习相关理论知识，设计并准备好记录实验原始项目和数据的表格。

　　2. 实验中，每个实验小组要做好人员分工，做到人人动手，使实验有条不紊地顺利进行。要在教师的指导下，严格按实验步骤进行操作。要仔细观察实验现象，真实记录实验结果，要边实验边思考，结合所学理论分析实验结果。

　　3. 实验后，认真整理实验记录，对实验结果进行分析讨论，对没有达到预期结果的实验项目，要分析其原因。认真独立完成实验报告并按时提交。

二、机能学实验室规则

　　1. 学生进入实验室，必须遵守实验室各项规章制度，服从实验室管理人员的管理与监督，保持实验室内安静、整洁。

　　2. 实验前必须认真预习，明确每次课程的教学内容，熟悉实验所用仪器和设备的性能及使用要点。

　　3. 实验时首先清点所用器材和药品，在实验过程中要注意节约水、电、材料，爱护实验器材和动物。器材如有损坏或丢失，应向指导教师汇报，填写登记簿，按规定进行赔偿。

　　4. 虚心听取指导教师的指导，实验中严格遵守各项操作规程，保证实验质量。如出现任何意外情况，要及时向指导教师报告，以便妥善处理。实验中途不得擅自离开实验室。不得将实验仪器设备、器材、动物等带出实验室，违规者按有关规定予以处罚。

　　5. 实验完毕，各实验小组成员必须要参与清洗器皿、清点器械、整理仪器等工作，将药品、器材、垃圾放到指定位置。做好清洁工作，关闭水、电、气、窗等，经指导教师或实验技术人员检查许可后方可离开实验室。

　　6. 实验结束后，用完的实验动物及标本要按规定处置好后送到指定地点。

三、机能学实验室安全管理制度

1. 实验室安全由实验室主任全面负责，各实验室指定专人负责。加强防火、防水、防盗、防事故工作。学生实验后必须认真检查水、电、气等是否关闭，实验室工作人员每天下班前负责检查门、窗、水、电、易燃物品、剧毒、易燃易爆气体和药品、放射性物品等。

2. 实验室必须根据实际情况，配置一定的消防安全器具。实验室负责人员要做好日常管理工作。

3. 实验室钥匙应由实验室主任掌握，不得私自随意配钥匙或给他人使用。学生在课余时间使用实验室时必须由指导教师及实验室负责人员同意。学生不得私自持有实验室钥匙。

4. 严禁在实验室吸烟、饮食。加强用电安全管理，不准超负荷用电。

5. 发生事故后，及时上报。对瞒报事故者要追究其责任。

（大连大学　罗学娅）

第二章　机能学实验常用动物实验知识与技术

机能学实验是进行实验教学的课程。在本课程中，主要以实验动物为研究对象，通过观察实验动物的基本生理功能、疾病、病症发生的病理生理机制，分析某些干扰因素的影响或药物的作用等，学习、验证和分析其基本规律。因此，合理正确地选择和使用实验动物、熟练掌握动物实验的基本知识与基本技术是顺利完成实验并获得可靠实验结果的保证，同时也为将来进行临床医学实践和医学科学研究打下坚实的基础。

一、实验动物的基本知识

实验动物指的是根据科学研究的要求，在特定环境条件下，经人工定向驯化培育而成的，具备明确的生物学特性和清楚的遗传背景，作为科学实验对象或材料的动物。

1. 实验动物的种类　通常依据动物基因纯合程度，把实验动物分为近交系动物、突变系动物、杂交群动物和封闭群动物四大类。

（1）近交系动物：是根据遗传基因调控原理，采用近交方法使动物基因纯化而培育出来的纯品系动物。

（2）突变系动物：是保持有特殊的突变基因的品系动物，如无胸腺、无脾脏、无 B 细胞、无 T 细胞、无 NK 细胞、无巨噬细胞功能的动物及各种疾病模型动物等，是基于物种突变现象，发现并培育出的免疫缺陷型或遗传突变型动物。

（3）杂交群动物：是指两个近交品系动物之间进行有计划交配所获得的第一代动物，简称为 F_1 动物，也称为系统杂交动物。

（4）封闭群动物：是指一个动物种群在 5 年以上不从外部引进其他任何品种的新血缘，由同一血缘品种的动物进行随意交配，在固定场所保持繁殖的动物群。

此外，还可按对微生物、寄生虫的控制程度，把实验动物划分为 4 个等级：一级为普通动物（CV），二级为清洁动物（CL），三级为无特定病原体动物（SPF），四级为无菌动物（GF）。普通动物是未经积极的微生物学控制，饲养在开放、卫生环境里的动物。普通动物只能供教学和一般性实验，不适用于研究性实验。

最常用的实验动物有无脊椎动物和脊椎动物，其中在哺乳类动物中最常用的有大鼠、小鼠、豚鼠、家兔、犬、猫和灵长类动物等。

在医学科学研究中，实验动物总是作为人类的替身被用于各种医学实验。例如，比较医学是研究实验动物与人类的基本生命现象，对于人类疾病进行类比研究，建立各种实验动物模型用以研究人类相应疾病、了解人类疾病的发生发展，用于诊断、治疗、病理、生理、药理、毒理等实验，为保护和增进人类健康服务的学科。动物实验是指在实验室内，通过动物实验，解决科学实验中的问题，获得新的认识，发现新的规律。

2. 实验动物的选择

（1）实验动物选择原则

1）选择与人体结构、机能、代谢及疾病特征相似的动物：利用实验动物某些与人类相近似的特性，通过动物实验对人类的疾病发生和发展的规律进行推断和探索。例如，在结构与功能方面，哺乳动物之间存在许多相似点，从解剖学上看，除了体型的大小比例存在差异，身体各系统的构成基本相似，其在生命活动中的基本功能过程也是相似的。

2）选用对实验因素最为敏感的实验动物：各种实验动物在基因型、表现型、组织型、代谢型、易感性等方面具有明显的不同，其反应有非常接近于人类的，也有比较接近于人类的，还有可能与人类截然相反的。不同种类的实验动物对药物的不同反应，以及不同动物的基础代谢与人类的差异会对实验产生较大的影响。

3）选用遗传背景明确具有已知菌丛和模型性状显著且稳定的动物：医学科研实验中要尽量选用经遗传学、微生物学、营养学、环境卫生学控制而培育的标准化实验动物，这样才能排除因实验动物带细菌、病毒、寄生虫和潜在疾病对实验结果的影响，也才能排除因实验动物杂交、个体差异所致的反应不一致现象，才能便于把所获得的实验研究成果在国际进行学术交流。

4）选用解剖和生理特点符合实验目的要求的动物：选用解剖生理特点符合实验目的要求的实验动物做实验是保证实验成功的关键。某些实验动物具有某些典型的解剖或生理特点，为实验所要观察的器官或组织提供了便利条件，如能适当使用，将减少实验准备方面的麻烦，降低操作难度，使实验容易成功。

5）选用最易获得、最经济、最易饲养管理的动物：在不影响实验结果正确可靠的前提下，尽量选用容易繁殖、比较经济实用的实验动物。当前"3R"原则已经在国际上被接受和推广，3R 是指 reduction（减少）、replacement（替代）和 refinement（优化），意思为尽量减少动物实验的次数和使用动物数量，尽可能使用替代物并善待动物，使实验设计尽善尽美。因此，实验中能用小动物时不用大动物，能用低等动物时不用高等动物。

（2）实验动物选择注意的问题

1）年龄、体重：不同品种和品系的实验动物其寿命各不同，有的以日，有的以月，有的以年计算。如果对犬和小鼠均观察一年，其所反映的发育过程是不同的，即使同样是犬，不同年龄阶段所得的实验数据也不尽相同。所以选用实验动物时，应注意到实验动物之间、实验动物与人之间的年龄对应，以便进行分析和比较。同一实验中，动物体重尽可能一致，若相差悬殊，则易增加动物反应的个体差异，影响实验结果的正确性。

2）性别：性别不同对实验的敏感程度可不同。例如，大鼠皮下注射 0.1～0.2ml 的 30%乙醇溶液，雄性大鼠死亡 84%，而雌性大鼠死亡 30%；有时雌性大鼠的敏感性较雄性高，如用戊巴比妥钠麻醉大鼠，雌性大鼠的敏感性是雄性大鼠的 2.5～3.8 倍；又如雌、雄性小鼠对食盐急性毒性与慢性毒性的敏感性不一致，急性毒性时雌性小鼠较雄性小鼠敏感，而慢性毒性时雄性小鼠较雌性小鼠敏感。一般来说，实验若对动物性别无特殊要求，则宜选用雌、雄各半。

3）生理状况：动物如果怀孕、哺乳等对实验结果影响很大，因此实验不宜采用处于特殊生理状态下的动物进行。如在实验过程中发现动物怀孕，则体重及某些生理、生化指标均可受到严重影响，有时应将怀孕动物剔除。

4）健康状况：动物健康状况对实验结果的正确与否有直接影响。健康动物从外观看体型丰满，发育正常，被毛浓密有光泽且紧贴身体，眼睛明亮活泼，行动迅速，反应灵敏，食欲良好，微生物检测符合等级要求。

5）微生物等级：等级表示实验动物微生物控制的标准化条件。按微生物学控制分类，国外将实验动物分成四级，即普通动物、无特定病原体动物、悉生动物及无菌动物。我国根据实际情况，将实验动物分为普通动物、清洁动物、无特定病原体动物和无菌动物 4 个级别。各级动物具有不同的特点，分别适用不同的研究目的。无菌动物是一种超常生态模型，既能排除微生物对背景的干扰，也减少了免疫功能的影响；无特定病原体动物是正常的健康无病模型，应用这类动物能排除疾病或病原的背景性干扰；普通动物具有价廉、易获得、饲养设施简便、容易管理等特点，但选用时应考虑微生物对实验结果的影响。

6）遗传背景：尽量选用遗传背景明确的品系动物，而不选用随意交配繁殖的杂种动物。采用遗传学控制方法培育出来的近交系动物、突变系动物、杂交系动物存在遗传均质性，反应一致性好，因而实验结果精确可靠，被广泛用于各科研领域。封闭群动物在遗传控制方面虽比未经封闭饲养的一般动物严格，具有群体的遗传特征，但是动物之间存在个体差异，其反应的一致性不如近交系动物。

（3）机能学实验常用实验动物

1）蛙和蟾蜍：在生理、药理实验中，蛙类的离体心脏能较持久地有节律地搏动，常用于观察药物对心脏的作用。蛙类的坐骨神经和腓肠肌标本可用来观察药物对周围神经、横纹肌或神经-肌肉接头的作用。蛙的腹直肌还可以用于鉴定胆碱能药物的作用。蛙还常用来做脊休克、脊髓反射和反射弧分析等实验。

2）小鼠：是医学实验最常用的一种动物，易于大量繁殖，价廉，适用于需要大量动物的实验，如药物筛选、急性毒性实验、半数致死量、药物效价比较、镇痛、抗感染、抗肿瘤药物、避孕药物、生物制品、遗传性疾病等的研究。常用昆明种小鼠。

3）大鼠：在医学实验中用量仅次于小鼠。例如，心血管实验、关节炎实验、毒性实验、致畸实验、免疫、内分泌、神经生理、肿瘤研究等。一些在小鼠身上不便进行的实验可选用大鼠。药物抗炎作用的实验常选用大鼠踝关节制备关节炎的模型，此外也可用大鼠直接记录血压，作胆管插管或用大鼠观察药物的亚急性或慢性毒性。大鼠的血压和人相近且稳定，现常用于抗高血压药物实验。

4）家兔：温顺、易饲养，常用于观察药物对心脏、呼吸的影响及农药中毒和解救的实验，亦用于研究药物对中枢神经系统的作用、体温实验、热原检查及避孕药物实验。

5）豚鼠：对组胺很敏感，容易致敏，常用于平喘药和抗组胺药的实验。对结核菌亦敏感，故也用于抗结核药的研究。此外，还用于离体心脏及平滑肌实验，其乳头肌和心房常用于电生理特性及心肌细胞动作电位实验，研究抗心律失常药物的机制。

6）猫：与家兔比较，猫对外科手术的耐受性强，血压较稳定，故常用于血压实验，但价格较昂贵。此外，猫也常用于心血管药物及中枢神经系统药物的研究。

7）犬：药理实验需大动物时常用犬。常用于观察药物对心脏泵功能和血流动力学的影响、心肌细胞电生理研究、抗高血压药及抗休克药的研究等。犬还可以通过训练用于慢性实验研究，如条件反射实验、高血压的实验治疗、胃肠蠕动和分泌实验、慢性毒性实验、外科实验等。

3. 实验动物的随机分组与标记

（1）实验动物的随机分组：动物实验时，常常需要将选择好的实验动物按研究需要分成若干组，分组时为了避免人为因素的影响，常应用随机数字表进行完全随机化分组。

1）实验动物随机分成两组：设有小鼠 14 只，用随机数字表将其分成两组。先将小鼠依次编为 1、2、3、……14 号，然后任意从随机数字表的某一行某一数字开始抄录 14 个数，编排如表 2-1 所示。

表 2-1　实验动物随机分成两组（随机数字表法）

动物编号	1	2	3	4	5	6	7	8	9	10	11	12	13	14
随机数目	47	43	73	86	36	96	47	36	61	46	99	69	81	62
归　　组	A	A	A	B	B	B	A	B	A	B	A	A	A	B

单数代表 A 组，双数代表 B 组，结果列入 A 组的动物有 8 只，列入 B 组的动物有 6 只。如要使两组相等，须将 A 组减少一只，划入 B 组。应把哪一只小鼠划入 B 组，仍可用随机数字表，在上述抄录的 14 个数后面再抄录一个数字为 97，此数以 8 除之，因为归入 A 组的小鼠有 8 只，故以 8 除，得余数 1。于是把第 1 个 A（即编写为第 1 号的小鼠）划给 B 组。

经过这样调整，两组小鼠分配如下：

A 组　　2　3　7　9　11　12　13

B 组　　4　5　6　8　10　14　1

2）实验动物随机分成三组：设有动物 15 只，随机等分成 A、B、C 三组。将动物编号后，按上述方法，从随机数字表抄录 15 个数字，将各数一律以 3 除之，并以余数 1、2、3 代表 A、B、C，结果归入 A 组的动物 6 只，归入 B 组的动物 4 只，归入 C 组的动物 5 只，编排如表 2-2 所示。

表 2-2 实验动物随机分成三组（随机数字表法）

动物编号	1	2	3	4	5	6	7	8	9	10	11	12	13	14	15
随机数目	18	62	40	19	12	40	83	95	34	19	44	91	69	03	30
除后余数	3	2	1	1	3	1	2	2	1	1	2	1	3	3	3
归 组	C	B	A	A	C	A	B	B	A	A	B	A	C	C	C

要使三组的动物数相等，须把原归 A 组的 6 只动物中的 1 只改配到 B 组去。可以随机数字表继续按斜角线抄录一个数字，得 60，以 6 除之，除尽（相当于余数为 6），就可以把第 6 个 A（即 12 号）动物改为 B 组。调整后各组的动物分配如下：

A 组　　3　4　6　9　10
B 组　　2　7　8　11　12
C 组　　1　5　13　14　15

（2）实验动物的标记：动物在实验前常常需要做适当的分组，那么就要先将其标记，使各组加以区别。标记的方法很多，良好的标记方法应满足标号清晰、耐久、简便、适用的要求。常用的标记法有涂染、烙印、号牌、耳缘剪孔等方法。

1）涂染法：这种采用颜料涂染标记方法在实验室最常使用，也很方便。使用的颜料一般有 3%～5% 苦味酸溶液（黄色），2% 硝酸银溶液（咖啡色）和 0.5% 中性品红溶液（红色）等。标记时用毛笔或棉签蘸取上述溶液，在动物体的不同部位涂上斑点，以示不同号码。编号的原则是：先左后右，从上到下。一般把涂在左前腿上的记为 1 号，左侧腹部记为 2 号，左后腿记为 3 号，头顶部记为 4 号，腰背部记为 5 号，尾基部记为 6 号，右前腿记为 7 号，右侧腰部记为 8 号，右后腿记为 9 号。若动物编号超过 10 或更大数字时，可使用上述两种不同颜色的溶液，即把一种颜色作为个位数，另一种颜色作为十位数，这种交互使用可编到 99 号。假设把红色记为十位数，黄色记为个位数，那么右后腿黄斑，头顶红斑，则表示是 49 号鼠，其余类推（图 2-1）。

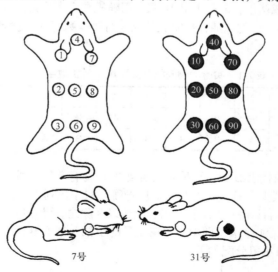

7号　　　　　31号

图 2-1　小鼠染色标记法

2）烙印法：用刺数钳在动物耳上刺上号码，然后用棉签蘸着溶在乙醇溶液中的黑墨在刺号上加以涂抹。烙印前最好对烙印部位预先用乙醇溶液消毒。

3）号牌法：用金属制的号牌固定于实验动物的耳上，大动物可系于颈上。对猴、犬、猫等大动物有时可不做特别标记，只记录它们的外表和毛色即可。

二、实验动物的给药途径与技术

在动物实验中，为了观察药物对机体功能、代谢及形态引起的变化，常需将药物注入动物体内。给药的途径和方法是多种多样的，可根据实验目的、实验动物种类和药物剂型等情况确定。

1. 经口给药

（1）自动摄入给药：此方法是将溶于水并且在水溶液中较稳定的药物放入动物饮水中，不溶于水的药物混于动物饲料内，由动物自行摄入。该给药方法技术简单，给药时动物接近自然状态，不会引起动物应激反应，适用于慢性药物干预实验，如抗高血压药物的药效、药物毒性测试等。该方法的缺点是动物饮水和进食过程中有部分药物损失，药物摄入量计算不准确，而且由于动物本身的状态、饮水量和摄食量不同，药物摄入量不易保证，从而影响药物作用分析的准确性。

（2）强制经口给药：此方法是将动物适当固定，强迫动物摄入药物。这种方法的优点是能准确把握给药时间和剂量，及时观察动物的反应，适用于急性或慢性动物实验；缺点是经常强制性操作易引起动物不良生理反应，甚至操作不当可引起动物死亡。

1）固体药物口服：一人操作时用左手从背部抓住动物头部，同时以拇指、示指压迫动物口角部位使其张口，右手用镊子夹住药片放于动物舌根部位，然后让动物闭口吞咽药物。

2）液体药物灌胃：小鼠与大鼠一般由一人操作。左手抓住动物头、颈和背部皮肤，使动物腹部朝向术者，右手将灌胃管由口角处插入口腔，用灌胃管将动物头部稍向背侧压迫，使口腔与食管成一直线，将灌胃管沿上腭壁轻轻插入食管，插入深度一般为小鼠3cm，大鼠5cm。插管时应注意动物反应，如插入顺利，动物安静，呼吸正常，可注入药物；如动物剧烈挣扎或插入有阻力，应拔出灌胃管重插。如将药物灌入气管，可致动物立即死亡（图2-2）。小鼠灌胃量一般为0.1～0.3ml/10g体重，大鼠一般为1～2ml/100g体重。

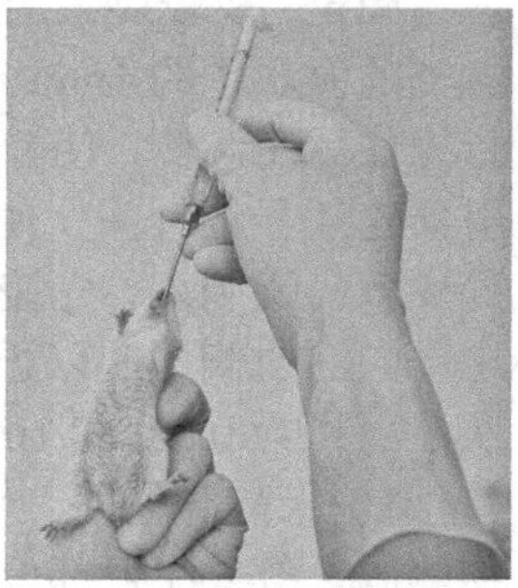

图2-2　小鼠灌胃给药法

2. 注射给药

（1）皮下注射：是将药物注射于皮肤和肌肉之间，适用于所有哺乳动物。注射时以左手拇指和示指提起皮肤，持注射器刺入皮下，将针头轻轻左右摆动，如摆动容易，表明确已刺入皮下，再轻轻抽吸注射器，确定没有刺入血管后，将药物注入。皮下注射部位：小鼠、大鼠一般可在背部注射，家兔在背部或耳根部注射，豚鼠在后大腿的内侧或小腹部注射，犬、猫多在大腿外侧注射，蛙可在脊背部淋巴腔注射。小鼠注入药量一般不超过0.1～0.2ml/10g体重，大鼠注入药量不超过1ml/100g体重。

（2）皮内注射：皮内注射时需将注射的局部脱去被毛，消毒后，用左手拇指和示指按住皮肤并使之绷紧，在两指之间，用注射器连4号细针头，紧贴皮肤表层刺入皮内，然后再向上挑起并再稍刺入，即可注射药液，此时可见皮肤表面鼓起一白色小皮丘，每个皮丘注射药液0.1ml。

（3）肌内注射：应选肌肉发达、无大血管通过的部位，一般多选臀部。注射时垂直、迅速刺入肌肉，回抽针栓如无回血，即可进行注射。给小鼠、大鼠等小动物做肌内注射时，用左手抓住鼠两耳和头部皮肤，右手持注射器，将针头刺入大腿外侧肌肉，将药液注入。小鼠一侧药液注射量<0.4ml。

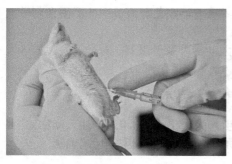

图 2-3　小鼠腹腔注射给药法

（4）腹腔注射：用大鼠、小鼠做实验时，以左手抓住动物，使腹部向上，右手将注射针头于左（或右）下腹部刺入皮下，使针头向前推 0.5～1.0cm，再以 45º 穿过腹肌，固定针头，缓缓注入药液（图 2-3）。为避免伤及内脏，可使动物处于头低位，使内脏移向上腹。若实验动物为家兔，进针部位为下腹部的腹白线旁开 1cm 处。小鼠一次注射量为 0.1～0.2ml/10g 体重。

（5）静脉注射：是指直接将药物注入血液，无须经过吸收阶段，药物作用最快。静脉注射给药时，不同种类的动物由于其解剖结构不同，应选择不同的静脉血管。

1）家兔耳缘静脉注射：家兔耳部血管分布清晰，耳廓中央为动脉，耳廓外缘为静脉，内缘静脉深不易固定，故不用。外缘静脉表浅易固定，常用。先拔去注射部位的被毛，用手指弹动或轻揉家兔耳，使静脉充盈，用左手示指和中指夹住静脉的近端，拇指绷紧静脉的远端，环指及小指垫在下面，右手持注射器从静脉的远心端刺入（耳尖 1/3 的血管为最佳穿刺部位），再顺血管向心脏端刺进约 1cm，回抽针栓，如有血表明确已刺入静脉。移动拇指于针头上以固定针头，放开示指和中指，将药液注入。如感觉推注阻力很大，并且局部肿胀，表明针头已滑出血管，应重新穿刺。药物注完拔出针头，用棉球压迫针眼片刻。

2）小鼠和大鼠尾静脉注射：鼠尾静脉有三根，左右两侧及背侧各一根，左右两侧尾静脉比较容易固定，故较多采用。操作时先将动物固定在鼠筒内或扣在烧杯中，使尾巴露出，尾部浸于 45～50℃的温水中约 1min 或用乙醇溶液反复擦拭使血管扩张，并可使表皮角质软化。以左手拇指和示指捏住鼠尾两侧，使静脉充盈，用中指从下面托起尾巴，以环指和小指夹住尾巴的末梢，右手持注射器连 4 号细针头，使针头与静脉平行（小于 30°），从尾下 1/4 处（距尾尖 2～3cm）处进针，此处皮薄易于刺入，先缓注少量药液，如无阻力，表示针头已进入静脉，可继续注入。注射完毕后把尾部向注射侧弯曲以止血。如需反复注射，应尽可能从末端开始，以后向尾根部方向移动注射。一次注射量为 0.05～0.1ml/10g 体重。

3）犬静脉注射：犬静脉注射时多选前肢内侧皮下头静脉或后肢小隐静脉。注射前由助手将动物侧卧，剪去注射部位被毛，用胶皮带扎紧（或用手抓紧）静脉近端，使血管充盈，从静脉的远端将注射针头平行刺入血管，待有回血后，松开绑带（或两手）缓缓注入药物。

三、实验动物的麻醉方法

麻醉的目的是使动物在手术与实验中免除痛苦，保持安静，以使实验顺利进行。麻醉方法可分为局部和全身两种，后者在动物急性实验时采用。理想的麻醉药应具备以下 3 个条件：①麻醉完善，使动物完全无痛，麻醉时间大体能满足实验要求；②对动物的毒性及所观察的指标影响最小；③应用方便。

1. 常用的麻醉药

（1）常用的局部麻醉药：普鲁卡因，此药毒性小，见效快，常用于局部浸润麻醉，用时配成 0.5%～1%溶液；利多卡因，此药见效快，组织穿透性好，常用 1%～2%溶液作为大动物神经干阻滞麻醉，也可用 0.25%～0.5%溶液做局部浸润麻醉。

（2）常用全身麻醉药

1）乙醚：乙醚吸入法是最常用的麻醉方法，各种动物都可应用。其麻醉量和致死量相差大，所以其安全性大。但乙醚局部刺激作用大，可刺激上呼吸道黏液分泌增加，还可通过神经反射扰乱呼吸、血压和心脏的活动；乙醚还容易引起窒息，因此在麻醉过程中要注意。但总的来说，乙醚麻醉的优点多，如麻醉深度易于掌握，比较安全，而且麻醉后恢复比较快。其缺点是需要专人负责管理麻醉，在麻醉初期出现强烈的兴奋现象，对呼吸道又有较强的刺激作用，因此需在麻醉前给予一定量的吗啡和阿托品（基础麻醉），通常在麻醉前 20～30min 皮下注射盐酸吗啡 5～10mg/kg 及阿托品 0.1mg/kg。盐酸吗啡可降低中枢神经系统兴奋性，提高痛阈，还可节省乙醚用量及避免乙醚麻醉过程中的兴奋期。阿托品可对抗乙醚刺激呼吸道分泌黏液的作用，可避免麻醉过程中发生呼吸道堵塞或手术后发生吸入性肺炎。

手术进行过程中需要继续吸入乙醚，以维持麻醉状态。慢性实验预备手术的过程中，应用麻醉口罩给药；而在一般急性使用时，麻醉后可以先进行气管切开术，通过气管套管连接麻醉瓶继续给药。在继续给药过程中，要时常检查角膜反射和观察瞳孔大小（如发现角膜反射消失、瞳孔突然放大应立即停止麻醉）。万一呼吸停止，必须立即施行人工呼吸，待恢复自动呼吸后再进行操作。

2）苯巴比妥钠：此药作用持久，应用方便，在普通麻醉用量情况下对动物呼吸、血压和其他功能无多大影响。通常在实验前 30～60min 给药。使用剂量及方法为犬腹腔注射 80～100mg/kg，静脉注射 70～120mg/kg（一般 70～80mg/kg 即可麻醉，但有的动物要 100～120mg/kg 才能麻醉，具体用量可根据各个动物的敏感性而定）。家兔腹腔注射 150～200mg/kg。

3）戊巴比妥钠：此药麻醉时间不太长，一次给药的有效时间可达 3～5h，所以十分适合一般使用要求。给药后对动物循环和呼吸系统无显著抑制作用，药品价格也很低。用时配成 1%～3%生理盐水溶液，必要时可加温溶解，配好的药液在常温下放置 1～2 个月不失药效。静脉或腹腔注射后很快就进入麻醉期，使用剂量及方法为犬、猫、家兔静脉注射 30～35mg/kg，腹腔注射 40～45mg/kg。

4）硫喷妥钠：为黄色粉末，有硫臭，易吸水。其水溶液不稳定，故必须现用现配，常用浓度为 1%～5%。此药静脉注射时，药液迅速进入脑组织，因此动物很快被麻醉。但苏醒也快，一次给药的麻醉时效仅维持 30～60min。在时间较长的实验过程中可重复注射，以维持一定的麻醉深度。此药对胃肠道无副作用，但对呼吸有一定抑制作用，由于其抑制交感神经较副交感神经强，常有喉头痉挛，因此注射时速度必须缓慢。实验剂量和方法：犬静脉注射 20～25mg/kg，家兔静脉注射 7～10mg/kg。静脉注射速度为 2ml/15s 左右。1%溶液腹腔注射时小鼠每只 0.1～0.3ml，大鼠每只 0.6～0.8ml。

5）巴比妥钠：使用剂量及方法为犬静脉注射 225mg/kg，家兔腹腔注射 200mg/kg，鼠皮下注射 200mg/kg。

6）氨基甲酸乙酯：此药是比较温和的麻醉药，安全性高。多数实验动物都可使用，更适合于小动物。一般用作基础麻醉，如全部过程都用此药麻醉时，动物保温尤为重要。使用时常配成 20%～25%的溶液，可静脉注射和腹腔注射，常用于家兔、犬、猫、大鼠、豚鼠的麻醉。一次给药后麻醉持续时间 4～6h 或更长，麻醉速度快，麻醉过程平稳，麻醉时对动物呼吸、循环无明显影响，但动物苏醒很慢，仅限于急性动物实验。

以上麻醉药种类虽较多，但各种动物使用的种类多有所侧重。如做慢性实验的动物常用乙醚吸入麻醉（用吗啡和阿托品做基础麻醉）；急性动物实验对犬、猫和大鼠常用戊巴比妥钠麻醉；对家兔和蛙、蟾蜍常用氨基甲酸乙酯麻醉；对大鼠和小鼠常用硫喷妥钠或氨基甲酸乙酯麻醉。

2. 麻醉方法

（1）全身麻醉：麻醉药经呼吸道吸入或静脉、肌内注射，产生中枢神经系统抑制，呈现神志消失、全身不感疼痛、肌肉松弛和反射抑制等现象，称为全身麻醉。其特点为抑制深浅与药物在血液内的浓度有关，当麻醉药从体内排出或在体内代谢破坏后，动物逐渐清醒，不留后遗症。

1）吸入麻醉法：麻醉药以气态或挥发性液态经呼吸道吸入，并到达中枢，使中枢神经系统产生麻醉效应，此为吸入麻醉。常用麻醉药为乙醚。吸入麻醉法对多数动物有良好的麻醉效果，其优点是易于调节麻醉的深度和较快的终止麻醉；缺点是仅适用于中、小型动物，对大型动物如犬的吸入麻醉操作复杂，通常不用。具体方法：使用乙醚麻醉家兔及大鼠与小鼠时，可将动物放入玻璃麻醉箱内，把装有浸润乙醚棉球的小烧杯放入麻醉箱，然后观察动物。开始动物自主活动，不久动物出现异常兴奋，不停地挣扎，随后排出大、小便。动物渐渐地由兴奋转为抑制，倒下不动，呼吸变慢。如动物四肢紧张度明显减低，角膜反射迟钝，皮肤痛觉消失，则表示动物已进入麻醉，可行手术和操作。在实验过程中应随时观察动物的变化，必要时把乙醚烧杯放在动物鼻部，以维持麻醉的时间与深度。

2）注射麻醉法：常用的麻醉药有戊巴比妥钠、硫喷妥钠、氨基甲酸乙酯等。大鼠、小鼠和豚鼠常采用腹腔注射法进行全身麻醉。犬、家兔等动物既可腹腔注射给药，也可静脉注射给药。在麻醉兴奋期出现时，动物挣扎不安，为防止注射针滑脱，常用吸入麻醉法进行诱导，待动物安静后再行腹腔或静脉穿刺给药麻醉。在注射麻醉药物时，先用麻醉药总量的2/3，密切观察动物生命体征的变化，如已达到所需麻醉的程度，余下的麻醉药则不用，避免麻醉过深抑制延髓呼吸中枢导致动物死亡。

（2）局部麻醉：用局部麻醉药阻滞周围神经末梢或神经干、神经节、神经丛的冲动传导，产生局部性的麻醉区域，称为局部麻醉。其特点是动物保持清醒，对重要器官功能干扰轻微，麻醉并发症少，是一种比较安全的麻醉方法。该麻醉方法适用于大中型动物各种短时间内的实验。局部麻醉操作方法很多，可分为表面麻醉、浸润麻醉、区域阻滞麻醉及神经干（丛）阻滞麻醉。

1）表面麻醉：利用局部麻醉药的组织穿透作用，透过黏膜，阻滞表面的神经末梢，称为表面麻醉。在口腔及鼻腔黏膜、眼结膜、尿道等部位手术时，常把麻醉药涂敷、滴入、喷于表面上，或尿道灌注给药，使之麻醉。

2）浸润麻醉：沿手术切口逐层注射麻醉药，靠药液的张力弥散，浸入组织，麻醉感觉神经末梢，称为浸润麻醉。常用的麻醉药为普鲁卡因。在施行浸润麻醉时，先固定好动物，用0.5%～1%盐酸普鲁卡因皮内注射，使局部皮肤表面呈现橘皮样隆起，称为皮丘。然后从皮丘进针，向皮下分层注射，在扩大浸润范围时，针尖应从已浸润过的部位刺入，直至要求麻醉区域的皮肤都浸润为止。每次注射时必须先回抽注射器，以免将麻醉药注入血管内引起中毒反应。

3）区域阻滞麻醉：在手术区四周和底部注射麻醉药阻断疼痛的传导，称为区域阻滞麻醉。常用的麻醉药为普鲁卡因。

4）神经干（丛）阻滞麻醉：在神经干（丛）的周围注射麻醉药，阻滞其传导，使其所支配的区域无疼痛，称为神经干（丛）阻滞麻醉。常用的麻醉药为利多卡因。

3. 使用全身麻醉药的注意事项　给动物施行麻醉术时，一定要注意方法的可靠性，根据不同的动物选择合适的方法，特别是较贵重的大型动物。

（1）麻醉药的用量，除参照一般标准外，还应考虑个体对药物的耐受性不同，而且体重与所需剂量的关系也并不是绝对成正比的。一般来说，衰弱和过胖的动物，其单位体重所需剂量较小，在使用麻醉药过程中，随时检查动物的反应情况，尤其是采用静脉注射时，绝不可将按体重计算出的用量匆忙全部注射。

（2）动物在麻醉期体温容易下降，要采取保温措施。

（3）静脉注射必须缓慢，同时观察肌紧张、角膜反射和对皮肤夹捏的反应，当这些活动明显减弱或消失时，应立即停止注射。配制的药液浓度要适中，不可过高，以免麻醉过急；但也不能过低，以免注入溶液的体积过大。

（4）做慢性实验时，若在寒冷冬季，麻醉药在注射前应加热至动物体温水平。

四、实验常用手术器械

1. 蛙类常用手术器械

（1）剪刀：粗剪刀用于剪断蛙或蟾蜍的骨骼、肌肉、皮肤等坚硬组织；手术剪用于剪皮肤和肌肉等组织；眼科剪用于剪血管、神经和心包膜等细软组织。

（2）镊子：中号镊子用于夹捏组织和牵提切口处的皮肤；眼科镊有直、弯两种，用于夹捏和分离血管、神经等细软组织。

（3）金属探针：用于破坏蛙或蟾蜍的脑及脊髓。

（4）玻璃分针：用于分离血管和神经等组织。

（5）蛙心夹：夹蛙心，用于描记心脏舒缩活动。

（6）蛙板：放置蛙于蛙板上进行手术操作。

（7）锌铜弓：用于对蛙神经肌肉标本施加刺激，以检查其兴奋性。

2. 哺乳动物类手术器械

（1）手术刀：用于切开皮肤及脏器。手术刀的握持方法见图2-4。

（2）手术剪：弯手术剪用于剪毛；直手术剪用于剪开皮肤、皮下组织、筋膜和肌肉等组织；眼科剪用于剪断神经、剪破血管及输尿管等，但不能用于剪线、皮肤及其他坚硬组织。手术剪的握持方法见图2-5。

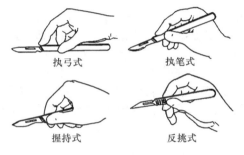

图 2-4　手术刀的握持方法

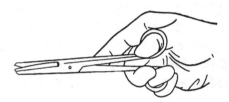

图 2-5　手术剪的握持方法

（3）镊子：常用中号镊子。有齿镊用于牵拉切口处的皮肤或筋膜，无齿镊用于夹捏较大或较厚的组织及牵拉切口处的皮肤；眼科镊用于夹捏血管、神经等细软组织。

（4）止血钳：有直、弯和中、小号之分。除用于夹住出血点以止血外，还可用于分离皮下组织和肌肉，提起切口处的皮肤。蚊式止血钳用于分离小血管及神经（图2-6）。

（5）咬骨钳：用于打开颅腔和骨髓腔时咬切骨质。

（6）颅骨钻：用于开颅钻孔。

（7）动脉夹：用于阻断动脉血流。

（8）气管插管：用于插入气管，使呼吸通畅。

（9）血管插管：常用动脉插管记录血压，可用玻璃及塑料管制作。

五、实验动物操作技术

1. 动物的捉拿与固定　在机能学实验中，最常用的动物有小鼠、大鼠、豚鼠、蟾蜍或蛙、家兔和犬等，现分别就其捉拿与固定方法予以介绍。

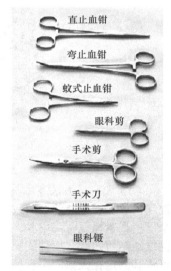

图 2-6　机能学实验常用的
手术器械

（1）家兔：用右手抓住家兔颈部的毛皮并提起，然后左手托住其臀部或腹部，使其体重的大部分重量集中在左手上，注意不要抓取双耳或腹部（图2-7），然后按实验要求固定（图2-8）。做家兔耳部血管注射或取血时，可用家兔盒固定。做各种手术时，可将家兔麻醉后固定在兔手术台上。固定方式分为仰卧位和俯卧位。仰卧位固定时，四肢用粗棉线固定，头部用家兔头固定夹固定或用棉线钩住家兔门齿后再固定在兔手术台头端柱子上。进行头颅部手术时，多采用俯卧位固定配合马蹄形固定器进行。

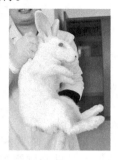
图 2-7　家兔的捉拿方法

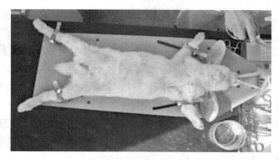
图 2-8　家兔的固定方法

（2）蛙和蟾蜍：用左手将动物贴紧在手掌中，并以左手中指、环指、小指压住其左腹侧和后肢，拇指和示指分别压住左、右前肢，右手进行操作。根据实验需要可用图钉，采取俯卧位或仰卧位将蛙和蟾蜍固定在蛙板上。抓取蟾蜍时，禁忌挤压两侧耳部毒腺，以免毒液射入眼中。

（3）小鼠：捉拿时先用右手将鼠尾抓住提起，放在较粗糙的台面或鼠笼上，在其向前爬行时，右手向后拉尾，用左手拇指和示指抓住小鼠的两耳与头颈部皮肤，将其置于左手心中，用左手环指和小指压紧尾根部（图 2-9），也可用小指压紧左后肢，右手即可做注射或其他实验操作。取尾血及尾静脉注射时，可将小鼠固定在金属或木制的固定器中。

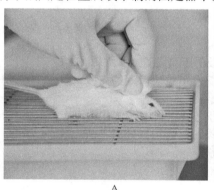
A　　　　　　　　　　　B
图 2-9　小鼠的捉拿与固定方法

（4）大鼠：方法基本与捉拿小鼠相同，但实验者事先应戴帆布防护手套。用右手将鼠尾抓住提起，放在较粗糙的台面或鼠笼上，抓住鼠尾向后轻拉，左手拇指和示指抓紧两耳与头颈部皮肤，余下三指紧抓鼠背部皮肤，右手进行操作。若进行手术或解剖，则应事先麻醉或处死动物，然后用棉线活结缚四肢，用棉线固定门齿，将其仰卧位固定在大鼠固定板上。需取尾血及尾静脉注射时，可将其固定在大鼠固定盒里，将鼠尾留在外面供实验操作。

（5）豚鼠：豚鼠具有胆小易惊的特性，因此捉拿时要求快、稳、准。一般方法是用右手掌迅速、轻轻地扣住豚鼠背部，抓住其肩中上方，以拇指和示指环握颈部，对于体型较大或怀孕的豚鼠，可用另一只手托住其臀部。

（6）犬：捉拿犬时，需要用特制的长柄钳夹住其颈部，套上犬链，然后根据不同的实验要求将其固定。犬嘴的捆绑方法：取一圆形铁柱管（直径约 1cm，长 25cm，可用万能支架上的铁柱管代替）横贯置于犬齿后部的上、下颌之间，用较宽的纱布从下颌绕到上颌打第 1 个结扣后，纱布的两端在铁柱管的两端靠犬的头部绕两圈固定。待固定牢靠后，纱布再绕向下颌打第2个结扣，在铁柱管两端靠犬的头部绕2圈固定，最后再绕到头颈后打第3个结扣。固定好后，可用手试着拉动或移动铁柱管，如铁柱管牢固，则证明犬嘴捆绑正确，否则需重新捆绑。如实验需要静脉注射时，可先使动物麻醉后再取下长柄钳，解绑，把动物放在实验台上，按实验要求固定。

【注意事项】

（1）捉拿固定某一动物之前，要对该动物的习性有一定的了解。

（2）捉拿固定动物时须小心谨慎，大胆果断，但切不可粗暴。

（3）大鼠牙齿锋利，为避免咬伤，捉拿动作要轻，不可鲁莽，如果大鼠过于凶猛，可待其安静后再捉拿，或用卵圆钳夹鼠颈部抓取。

（4）捉拿动物过程中要以规范性的方法捉拿和固定动物，要避免因动作粗暴而造成动物损伤。例如，家兔不能采用抓双耳或抓提腹部的错误方法捉拿。

（5）捉拿大鼠或小鼠尾部时动作要轻，防止拉断鼠尾。不可提起动物玩耍。提起动物后，应迅速放在粗糙台面上。

（6）捉拿动物过程中应防止被动物咬伤，若不慎被动物咬伤、抓伤，应及时用碘酊、乙醇消毒，随后到有关医疗机构诊治。

2. 去毛、切开皮肤与止血

（1）去毛：切开皮肤前须去除被毛。动物去毛方法有三种：剪毛、拔毛和脱毛。

1）剪毛：固定动物后，用粗剪刀剪去所需部位的被毛。在剪毛时，要把剪刀贴紧皮肤剪，不可以用手提起被毛，以免剪破皮肤。剪下来的被毛集中在一个容器内，勿遗留在操作台周围。

2）拔毛：在家兔耳缘静脉注射或取血时，以及给大、小鼠进行尾静脉注射时采用。用拇指、示指将局部被毛拔去，以便于操作。

3）脱毛：指用化学药品脱去动物的被毛，适用于无菌手术的准备及观察动物局部皮肤血液循环和病理变化。常用硫化钡或依据脱毛剂配方配制。

（2）切开皮肤：切开皮肤前，应根据不同的实验动物和实验内容要求确定皮肤切口的部位和大小。例如，要显露颈总动脉、迷走神经时应选用颈前正中线切口；显露膈肌时应行剑突下切口；显露心脏时应行胸前正中线或左胸部切口；显露膀胱、输尿管时应行耻骨联合上方正中线切口；显露股动脉、股静脉时应行股部切口。切口一般与血管或器官走行方向平行。切口大小应便于深部手术操作，但不宜过大。切开皮肤时，术者一般站在动物右侧，助手站在对侧。术者用左手拇指、示指将预定切口皮肤部位绷紧，右手持手术刀，以适当力度一次全线切开皮肤、皮下组织，直至浅筋膜。顺肌纤维或神经血管走行方向反复撑开止血钳，分离筋膜或腱膜，必要时用止血钳夹持并提起筋膜或腱膜，用手术剪剪开一个小口，然后顺皮肤切口的方向剪开以扩大剪口，直到暴露需要的器官。注意切口部位的解剖结构及特点，以避开或尽量少损伤神经、血管为原则。

（3）止血：手术过程中应注意避免损伤大血管，如有出血要及时止血。止血的方法：①组织渗血，可用温热盐水纱布压迫、明胶海绵覆盖等；②较大血管出血，应用止血钳夹住出血点及周围少许组织，然后用丝线结扎止血；③肌肉血管出血，要与肌组织一同结扎；④骨组织出血，应使用骨蜡堵塞止血。

3. 气管及颈部血管神经分离

（1）气管暴露与分离：用手术刀沿颈部正中线从甲状软骨处向下至靠近胸骨上缘做一切口（家兔的切口长4~6cm，犬的长约10cm）。因家兔颈部皮肤较松，亦可用手术剪沿正中线剪开。切开皮肤后，以气管为标志从正中线用止血钳钝性分离颈部正中的肌群和筋膜即可暴露气管，分离食管与气管，在气管下穿过一条粗线备用。

（2）颈总动脉分离：颈部正中切开皮肤及浅筋膜，暴露肌肉。此时清楚可见在颈正中部位有两层肌肉。一层与气管平行，覆于气管上，为胸骨舌骨肌；其上又有一层肌肉呈"V"形走行向左、右两侧分开，此层为胸锁乳突肌。用镊子轻轻夹住一侧的胸锁乳突肌，用止血钳在两层肌肉的交接处（即"V"形沟内）将它分开（注意切勿在肌肉中分离，以防出血）。在沟底部即可见到颈总动脉鞘。用眼科镊（或蚊式止血钳）细心剥开鞘膜，避开鞘膜内神经，分离出长3～4cm的颈总动脉，在其下穿两根线备用。

（3）颈部迷走神经、交感神经、减压神经分离：在找到家兔颈动脉鞘后，将颈总动脉附近的结缔组织薄膜镊住，并轻拉向外侧使薄膜张开，即可见薄膜上数条神经。根据各条神经的形态、位置和走向等特点来辨认，迷走神经最粗，外观最白，位于颈总动脉外侧，易于识别；交感神经比迷走神经细，位于颈总动脉的内侧，呈浅灰色；减压神经细如头发，位于迷走神经和交感神经之间，在家兔为一独立的神经，沿交感神经外侧走行（人、犬的此神经并不单独走行）。将神经细心分离2～3cm长即可，然后各穿细线备用。

（4）颈外静脉暴露术：颈外静脉浅，位于颈部皮下。颈部正中切口后，用手指从皮肤外将一侧组织顶起，在胸锁乳突肌外缘即可见很粗而明显的颈外静脉。用玻璃分针或蚊式止血钳仔细钝性分离颈外静脉周围的结缔组织，游离长3～4cm的颈外静脉主干，下穿两线备用。注意：颈外静脉与皮肤粘连较紧密，分离时应仔细、耐心，以防撕裂血管。

4. 插管技术

（1）气管插管：暴露气管后在气管中段于两软骨环之间剪开气管（约占管径的一半），再向头端做一小纵向切口，呈倒"T"形。用镊子夹住"T"形切口的一角，将适当口径的气管插管由切口朝向心端插入气管腔内，用粗线扎紧后，再将结扎线固定于"T"形气管插管分叉处，以防气管插管脱出。

（2）颈总动脉插管：分离好颈总动脉后，在其下方穿两根丝线，动物静脉注射肝素（500U/kg）使全身血液肝素化。于颈总动脉远心端结扎，在结扎线下方至少2cm处用动脉夹夹住动脉近心端，用眼科剪在向心方向剪一个45°切口（约占管径一半），然后将充满抗凝剂的动脉插管向心脏方向插入动脉内，用细线扎紧固定以防滑脱。最后固定动脉插管，以保证测压时血液顺畅进出插管。

（3）家兔颈外静脉插管：颈外静脉插管可建立一个通道，可用于给动物注射多种药物、快速输液和采取静脉血样，也可用于中心静脉压测量。

动物麻醉固定好切开颈部皮肤后，找到位于皮下浅表的颈外静脉，游离长3～4cm的颈外静脉主干，下穿两根丝线备用。插管前先将家兔血液肝素化，然后结扎远心端（头端）丝线。牵提此线，在靠近结扎点的颈外静脉管壁用眼科剪剪一小口，沿其向心脏方向插入与输液装置相连的细塑料管（事先充满液体并排气），另用一线结扎固定。插管时如遇阻力即退回，改变角度后重插，切不可硬插（易插破静脉）。若插管成功，打开输液器可见液体滴入而不漏液。

（4）家兔输尿管插管：输尿管插管是泌尿功能实验的基本技术。通过输尿管插管不仅可以收集尿液以观察神经、体液、药物对尿量和尿液成分的影响，而且还可以对照对侧肾观察一侧肾脏缺血或药物处理时肾泌尿功能的变化。

动物麻醉固定好后，剪去下腹部被毛，在耻骨联合上方，沿正中线向上做一5cm长皮肤切口，沿腹白线切开腹腔（勿损伤腹腔脏器），将膀胱轻轻移出体外，暴露膀胱三角，在膀胱底部找到两侧输尿管。先将一侧输尿管与周围组织轻轻分离，注意勿损伤血管，以免出血。在输尿管下穿两条线，一条在近膀胱端结扎，另一条备用，在结扎处上部剪一斜口，把充满肝素的塑料导管向肾脏方向插入输尿管内，结扎固定。用相同方法分离对侧输尿管并进行输尿管插管。手术完毕后用温热（38℃左右）生理盐水纱布将腹部切口盖住，以保持腹腔内的温度和湿度。

（5）家兔膀胱插管：通过膀胱插管收集两侧肾脏尿液，可对尿量和尿化学成分进行分析。膀胱插管操作简便，是泌尿功能实验中最常用的技术。

动物麻醉固定好后，操作同上述输尿管插管技术暴露膀胱，将膀胱轻移出腹腔。用止血钳夹持膀胱顶部组织并轻轻提起，用组织剪在膀胱顶部血管较少处剪一小纵行口，放尽膀胱内的尿液后，将充满生理盐水的漏斗形膀胱插管插入膀胱,然后将膀胱顶部与插管一起结扎固定(结扎时避开输尿管)。插管口最好正对输尿管入口处,但不要紧贴膀胱后壁。将膀胱插管与塑胶管相连,可收集尿液。

膀胱插管也可通过尿道进行。选用雄性家兔,用顶端涂有液体石蜡的导尿管经尿道插入 6～8cm。插入膀胱后尿液自行流出。然后固定导尿管,以防滑脱。

膀胱插管时应注意:①手术前让动物食用青菜,以增加基础尿量;②手术后用盐水纱布覆盖手术部位,以防水分过多丢失;③经尿道插管时,为保证导尿通畅,可在导尿管近顶端部再剪1～2个侧孔。

5. 实验动物采血技术　实验研究中,经常要采集实验动物的血液进行常规质量检测、细胞学实验或进行生物化学分析,故必须掌握正确的采集血液的技术。采血方法的选择主要决定于实验目的和所需血量及动物种类。

(1)大鼠、小鼠的采血方法

1)断尾采血:需血量很少时常用本法,如做红、白细胞计数、血红蛋白测定、制作血涂片等。动物麻醉后,将尾尖剪去约 5mm,从尾根部向尾尖部按摩,血即从断端流出。也可用刀割破尾动脉或尾静脉,让血液自行流出。采血结束后,消毒止血。用此法每只鼠可采血 10 余次。小鼠可每次采血约 0.1ml,大鼠约 0.4ml。

2)眼眶后静脉丛采血:穿刺时采用一根特制的长 7～10cm 硬玻璃取血管,其一端内径为1.0～1.5mm,另一端逐渐扩大,细端长约 1cm 即可,将取血管浸入 1%肝素溶液,干燥后使用。采血时,左手拇指及示指抓住鼠两耳之间的皮肤使鼠固定,并轻轻压迫颈部两侧,阻碍静脉回流,使眼球充分外突,提示眼眶后静脉丛充血。右手持取血管,将其尖端插入内眼角与眼球之间,轻轻向眼底方向刺入,当感到有阻力时即停止刺入,旋转取血管以切开静脉丛,血液即流入取血管中。采血结束后,拔出取血管,放松左手,出血即停止。用本法在短期内可重复采血。小鼠一次可采血 0.2～0.3ml,大鼠一次可采血 0.5～1.0ml。

3)摘眼球采血:此法常用于鼠类大量采血。采血时左手固定动物,压迫眼球,尽量使眼球突出,右手用镊子或止血钳迅速摘除眼球,眼眶内很快流出血液。

4)断头采血:用剪子迅速剪掉动物头部,立即将动物颈朝下,提起动物,血液可流入已准备好的容器中。

(2)豚鼠的采血方法

1)耳缘切口采血:先将豚鼠耳消毒,用刀片沿血管方向割破耳缘,切口约长 0.5cm,在切口边缘涂上 20%的枸橼酸钠溶液防止凝血,则血可自切口处流出。此法采血每次可采 0.5ml。

2)背中足静脉采血:固定豚鼠,将其右或左后肢膝关节伸直,脚背消毒,找出足静脉,左手拇指和示指拉住豚鼠的趾端,右手将注射针刺入静脉,拔针后立即出血。

3)心脏采血:用手指触摸,选择心跳最明显的部位,把注射针刺入心脏,血液即流入针管。心脏采血时所用的针头应细长些,以免发生采血后穿刺孔出血。

(3)家兔的采血方法

1)耳缘静脉采血:将家兔固定,拔去耳缘静脉局部的被毛,消毒,用手指轻弹家兔耳使静脉扩张,用针头刺耳缘静脉末端,或用刀片沿血管方向割破一小切口,血液即流出。本法为家兔最常用的采血方法,可多次重复使用。

2)耳中央动脉采血:在家兔耳中央有一条较粗的、颜色较鲜红的中央动脉。用左手固定家兔耳,右手持注射器,在中央动脉的末端,沿着与动脉平行的向心方向刺入动脉,即可见血液进入针管。家兔耳中央动脉容易痉挛,因此抽血前必须让家兔耳充分充血,采血时动作要迅速。采血所用针头不要太细,一般用 6 号针头,针刺部位从中央动脉末端开始,不要在近耳根部采血。

3)心脏采血:使家兔仰卧,穿刺部位在第 3 肋间胸骨左缘 3mm 处,针头刺入心脏后,持针手可感觉到家兔心脏有节律地跳动。此时如还抽不到血，可以前后进退调节针头的位置，注意切不可使针头在胸腔内左右摆动，以防弄伤家兔的心、肺。

（4）犬的采血方法

1）后肢外侧小隐静脉采血：后肢外侧小隐静脉位于后肢胫部下 1/3 的外侧浅表皮下，由前侧方向后行走。采血时，将动物固定，局部剪毛、消毒，采血者左手紧握剪毛区上部或扎紧止血带，使下部静脉充血，右手用连有 6 号或 7 号针头的注射器刺入静脉，左手放松，以适当速度抽血即可。

2）前肢背侧皮下头静脉采血：前肢背侧皮下头静脉位于前脚爪的上方背侧的正前位。采血方法同上。

6. 实验动物的处死 急性动物实验结束后，应将动物及时处死。处死动物的原则是使动物迅速死亡。

对于犬和猫等较大动物常用处死方法是空气栓塞法，即用注射器向静脉或心脏内注入大量空气，造成广泛空气栓塞，动物可立即痉挛、死亡。急性失血法，即一次从心脏抽取大量血液致死或从大动脉、静脉放血致死。对家兔和大白鼠，除上述处死方法外，可用木棒用力敲击其后脑致死。小白鼠处死可用颈椎脱臼法，以左手拇指、示指捏住头部，右手抓住尾部或身体用力后拉，即可使其颈椎脱臼致死。

实验动物处死后应装入垃圾袋交回动物中心处理，禁食用。

（大连大学　嵇志红）

第三章 机能学实验常用仪器介绍

机能学实验多利用各种仪器采集实验对象的实验数据，因此仪器在机能学实验中占有重要地位。从机能学实验的发展上看，实验仪器对于实验内容、实验方法的建立是必不可少的，新仪器的使用往往会带来实验内容、实验方法的革新。本篇简单介绍几种机能学实验中常见的仪器。

一、生物信号采集处理系统

随着计算机技术的发展，生物信号采集处理技术日趋成熟，生物信号采集处理仪器在生理科学实验室已经得到了普及应用。生物信号采集处理系统是一个系列产品，有多种型号（图 3-1），其中 RM6240 B/C 型是国产同类仪器系统中可用于人体的医疗仪器级产品。RM6240 有 EPP、USB 两种类型接口。生物信号采集处理系统适用于 Windows 操作系统，共享 Windows 资源。仪器采用 12 位 A/D 转换器，采样频率 100kHz（并口机型）或 200kHz（USB 高速机型）。RM6240 有 4 个输入阻抗为 100MΩ 的信号输入通道，所有通道均为多功能全程控隔离型放大器，频率响应为 0～20kHz，每一通道的放大器均可作生物电放大器、血压放大器、桥式放大器使用，还可作肺量计（配接流量换能器）、温度计（配接温度换能器）、pH 计（配接 pH 放大器），具有记滴、监听、全隔离程控刺激器（刺激器自带

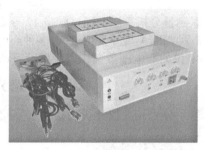

图 3-1 生物信号采集处理系统

刺激隔离器）功能，且每个通道拥有独立的硬件模块，互相独立，加大了通道间的抗干扰能力。RM6240 C 型有符合国际标准的 12 导联转换器，可同时在任意通道观察不同导联的心电波形。另有 4 个模拟通道，可在物理通道和模拟通道对各通道进行动态的微分、积分、频谱分析及相关分析等数据处理。系统可处理多种生物信号，具有信号实时显示、记录、波形分析、处理、打印等多种功能。

二、单腔器官浴槽系统

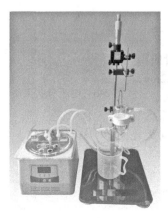

图 3-2 单腔器官浴槽系统

器官浴槽系统主要用于血管环的药理测试，还可做其他的立体肠管等实验（图 3-2）。常用的单腔器官浴槽系统一般采用微电脑自动控温，温度调节为室温至 100℃，控温精度≤0.1℃，显示精度为 0.1℃，最大加热功率 350W。系统带有 1 个恒温浴槽，标准配置 20ml（精度 1ml）。带有 1 个预热玻璃管架，放置 5 个 20ml 药液管，可做预备药液存储。同时恒温桶可以放置 200ml 以上的药筒。恒温浴槽可以和恒温系统拆分，方便清洗和更换。外置分离式独立恒温循环和充气设备，排除气泵和水泵震动对药桶的影响。气体流量可调，可方便更换使用空气或氧气，空气或外接氧气可随意切换。一体式离体组织勾架和传感器固定架，带高精度一维微调，安装张力换能器和离体组织挂钩。上下移动离体组织时，传感器和离体组织同步移动，不会导致拉扯造成的组织损伤。

三、智能热板仪

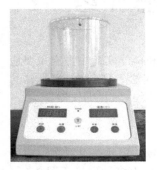

智能热板仪具有结构紧凑，大、小鼠一体式设计方式，加热板直径达 190mm，可以适用于大鼠、小鼠实验（图 3-3）。该仪器采用先进的液晶显示技术，时间显示精度为 0.01s，显示范围 0.01s～99min59.99s；提供轻触式按钮、脚踏开关和手控开关多种控制方式；提供外置式热敏打印机，实验数据现场打印；提供 RS-232 数据接口，可以与 PC 机通讯连接，传送实验数据，分析数据，打印实验报告。

图 3-3　智能热板仪

四、心 电 图 机

心电图机具有较大背光液晶显示屏，可同屏显示 12 导联波形，记录前可以观察到所有导联，确保完成的每一份心电图都符合临床要求（图3-4）。该仪器适用心电图同步 12 导联测量分析算法，通过同步 12 导联心电图的采集和分析，具有 5 种判断类型并支持 200 多种心电病例分析。内存可保存多达 40 份的心电图数据，方便事后回顾和打印。

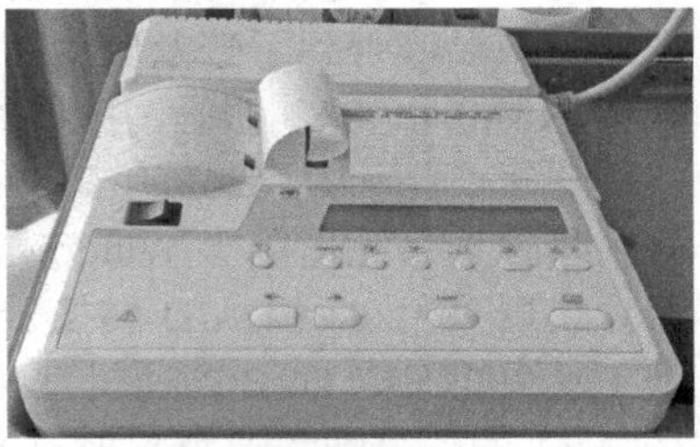

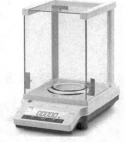

图 3-4　心电图机

五、分光光度仪

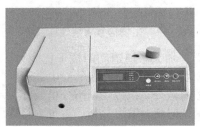

分光光度仪分析法是基于不同分子结构的物质对电磁辐射选择性吸收而建立的分析方法。应用电磁辐射波谱区通常在 330～800nm 为可见分光光度计。分光光度仪多数采用微处理机控制技术，在可见光谱区域内对物质作定性、定量分析，是常规实验室必备的多用途分析仪器（图 3-5）。分光光度仪一般是采用微机测量系统，T-A 转换精度高，测定波长为 325～1000nm，光谱带宽 5nm，并可自动调整 0%（T）和调整 100%（T），可进行浓度直读、浓度因子设定，并可选择串行数据打印机进行数据打印。分光光度仪采用先进的全息闪耀光栅 C-T 式单色器，具有波长精度高、单色性好、杂散光低等优点。

图 3-5　分光光度仪

六、电子分析天平

电子分析天平具有坚固的金属机架、自动内部校准技术及多种内置应用程序（图 3-6）。该电子天平最大称量值为 220g，可读性 0.1mg，线性误差 0.2mg，灵敏度随温度漂移 2.0ppm/℃。

图 3-6　电子分析天平

（大连大学　杨春光）

第四章　基础性实验

实验一　神经电生理与骨骼肌生理实验

一、蛙坐骨神经干动作电位的引导

【目的】　学习离体神经干单相、双相动作电位的记录方法；分析、判别动作电位的波形，测量其幅值、时程及潜伏期，观察刺激强度与动作电位幅度之间的关系。

【原理】　神经干动作电位是神经兴奋的客观标志。处于兴奋部位的膜外电位低于膜内（外负内正）。当神经冲动通过后，兴奋部位的膜外电位又恢复到静息时水平（外正内负）。神经干兴奋过程所发生的这种膜电位变化称为神经干动作电位，用电生理学实验方法可以引导并记录到此电位的变化过程。

如果两引导电极置于正常完整的神经干表面，当神经干一端受刺激兴奋时，兴奋波先后通过两个引导电极处，可记录到两个方向相反的电位偏转波形，称为双相动作电位。如果两个引导电极之间的神经组织损伤，兴奋波只通过第一个引导电极，不能传导至第二个引导电极，则只能记录到一个方向的电位偏转波形，称为单相动作电位。

神经干由很多兴奋性不同的神经纤维组成，故神经干动作电位与单根神经纤维的动作电位不同，它是由许多神经纤维动作电位综合而成的复合动作电位，其电位幅度在一定范围内可随刺激强度的变化而变化。

【动物】　蟾蜍或蛙。

【试剂/药品】　林格液。

【器材】　生物信号采集处理系统、蛙类手术器械一套、蛙板、标本屏蔽盒、玻璃分针、滴管、丝线、平皿等。

【方法与步骤】

1. 实验准备

（1）制备坐骨神经干标本

1）破坏脑脊髓：取蟾蜍或蛙一只，用自来水冲洗干净。左手握蟾蜍或蛙，小指和环指夹住后肢，拇指按压背部，中指放在胸腹部，用示指下压头部前端使头前俯，右手持金属探针由枕骨大孔垂直刺入皮肤，然后将针折向前方插入颅腔并左右搅动捣毁脑组织，而后退针至刺入点皮下，针尖向后刺入脊椎椎管捣毁脊髓。当蟾蜍或蛙四肢松软、呼吸消失时则表示脑脊髓已被完全毁坏，否则应按上法重复操作。

2）剪除躯干上部及内脏：在骶髂关节水平以上 1cm 处用剪刀剪断脊柱，左手执镊子夹紧脊柱断端（骶骨端）并稍向上提起，使蟾蜍或蛙的头与内脏自然下垂，右手持大剪刀，沿两侧将蟾蜍或蛙的头、前肢和内脏全部剪除并弃置污物桶内，仅保留后肢、腰背部脊柱及由它发出的坐骨神经丛（呈灰白色）。

3）去除皮肤：先剪去肛周一圈皮肤，然后用左手捏紧脊柱断端（注意不要握住或接触神经），右手捏紧断端皮肤边缘，用力向下剥掉全部后肢皮肤。立即将剥掉皮肤的下半身置入盛有林格液的平皿内。将手和用过的所有器械用自来水洗净，进行以下操作（皮肤分泌物对神经和肌肉有害，应避免污染）。

4）分离两腿：用镊子从仰卧位夹住脊柱略提起，用剪刀剪去骶骨（注意勿损伤坐骨神经），然后沿正中线将脊柱剪成两半，并从耻骨联合中央剪开两侧大腿，使两腿完全分离，将两腿浸于盛有林格液的平皿中。

5）游离坐骨神经干：取一后肢，腹面向上，将脚趾部固定在蛙板，沿脊柱侧用玻璃分针分离坐骨神经，于靠近脊柱处穿线，结扎并剪断。轻轻提起结扎线，逐步剪去神经分支。将标本背侧向上放置，把梨状肌及其邻近的结缔组织剪断，再沿坐骨神经沟（股二头肌与半膜肌之间的肌缝处，见图 4-1），找出坐骨神经之大腿部分，用玻璃分针小心剥离，要领是将玻璃分针沿神经走行插入剥离，剪断坐骨神经的所有分支，并将神经一直游离至腘窝。在腓肠肌两侧肌沟内找到胫神经和腓神经，剪去任一分支（腓神经位于表浅部位，易于分离，实验中常保留），分离留下的一支直至足趾，用线结扎，并在结扎处远端剪断。将分离好的坐骨神经干标本放置在盛有林格液的培养皿中备用。

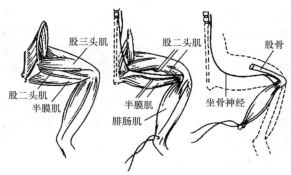

图 4-1 坐骨神经分离暴露后的位置图

注意分离神经时切勿用镊子夹捏，也不应过分牵拉，原则上是把神经以外的组织都去掉，因为神经若受损伤，其兴奋性和传导性都会受到损害。神经干应尽可能分离得长一些。要求上自脊椎附近的主干，下沿腓神经与胫神经一直分离至踝关节附近止。

（2）连接实验装置：实验装置连接（图 4-2）。S_1 与 S_2 为刺激电极，用屏蔽导线（两芯）与计算机的刺激输出插口相连；r_1 与 r_1' 是一对记录电极，用屏蔽导线连至计算机的通道 1 信号输入插口；r_2 与 r_2' 是另一对记录电极。本实验只需使用一对记录电极 r_1 与 r_1'。

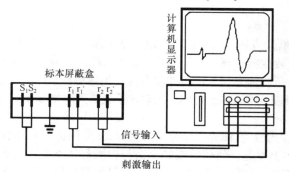

图 4-2 观察神经干动作电位及测定神经冲动传导速度装置图

（3）调试仪器

1）打开外置仪器电源，启动计算机，鼠标双击系统软件图标进入系统环境。

2）将神经干置于标本屏蔽盒内，与刺激电极、接地电极、引导电极均接触良好。脊椎附近的主干靠近刺激电极端，各电极应靠近些，以获得较强的信号。

3）生物信号采集处理系统：鼠标点开显示屏上端的"实验"菜单，然后鼠标单击"肌肉神经"

栏目中的"神经干动作电位"项，系统即自动设置好实验参数、弹出刺激器对话框，并处于示波状态；用鼠标在刺激器对话框中选择同步触发，然后点击"开始刺激"键，屏幕上即出现"动作电位"波形。根据波形幅度可调节位于屏幕上显示通道右侧的灵敏度键，必要时还可调节刺激强度。参数调节后，应再次点击"开始刺激"键，以刷新波形。若需保存波形，在退出系统前应正式保存文件。

2. 观察项目

（1）观察和测定双相动作电位

1）观察神经干动作电位幅度在一定范围内随刺激强度变化而变化的现象。读出波宽为某一数值时阈刺激和最大刺激强度的数值。

2）观察双相动作电位波形，读出最大刺激时整个双相动作电位的波幅和持续时间数值。

3）神经干标本放置方向倒换后，观察双相动作电位波形有无变化。

4）把引导电极调换位置，观察动作电位波形有无变化。

（2）观察和测定单相动作电位

1）用镊子将两个记录电极之间的神经夹伤或用药物（如普鲁卡因）行局部阻断，显示器上呈现单相动作电位。

2）读出最大刺激时单相动作电位的波幅和持续时间数值。

【结果记录方式】

1. 打印并描述神经干动作电位波形；描述动作电位幅度在一定范围内如何随刺激强度的变化而变化。

2. 记录波宽为某一数值时阈刺激和最大刺激强度的数值。

3. 记录最大刺激时双相动作电位的波幅和持续时间数值。

4. 描述本实验何种条件下出现单相动作电位。

【注意事项】

1. 神经干分离过程中慎勿损伤神经组织，以免影响实验效果。

2. 神经干两端要用细线扎住，然后浸于林格液中备用。

3. 标本屏蔽盒内置一小片湿纱布，以保持盒内湿润，防止标本干燥；也可将标本屏蔽盒内充满液体石蜡，只暴露电极，起到保护作用。

【思考题】

1. 什么是刺激伪迹？有何意义？

2. 随着刺激强度的增加，神经干动作电位幅度有何变化？为什么？

3. 神经干双相动作电位前、后相的幅度有何不同，为什么？

4. 记录神经干动作电位时，常在神经中枢端给予刺激，而在外周端引导动作电位，为什么？若改变神经干方向，动作电位波形会发生什么变化？为什么？

5. 引导电极调换位置后，动作电位波形有无变化？为什么？

6. 两个记录电极之间的神经损伤后，为什么只出现单相动作电位？

【知识拓展】 单根神经纤维的动作电位是通过插入细胞内的微电极记录到的膜内外两侧的电位变化，属于细胞内记录，波形主要部分是峰电位；神经干的动作电位是用较粗的电极在神经干表面记录到的，属于细胞外记录，波形为双相动作电位。由于一条神经干有许多不同类型的神经纤维，每一类神经纤维的兴奋性与兴奋传导速度不同，因而在记录电极处首先出现的是先兴奋的、传导速度最快的神经纤维的动作电位，随后是较后兴奋的、传导速度较慢的神经纤维的动作电位。所以，神经干的动作电位实际上是许多神经纤维动作电位综合而成的复合动作电位。

二、蛙坐骨神经干兴奋传导速度和兴奋性不应期的测定

【目的】 掌握神经干动作电位传导速度和不应期的测定方法；观察低温对神经冲动传导速度

的影响，了解神经干兴奋后兴奋性的变化。

【原理】 动作电位在神经纤维上的传导有一定的速度。不同类型的神经纤维，其传导速度各不相同，取决于神经纤维的直径、有无髓鞘、环境温度等因素。蛙类坐骨神经干中以 Aa 类纤维为主，传导速度（v）为 35～40m/s。测定神经冲动在神经干上传导的距离（d）与通过这些距离所需的时间（t），即可根据 $v = d/t$ 求出神经冲动的传导速度。

可兴奋组织在接受一次刺激而兴奋后，其兴奋性会发生周期性变化，依次经过绝对不应期、相对不应期、超常期和低常期，然后恢复到正常的兴奋性水平。组织兴奋性的高低或有无，可用测定阈值的方法来确定。为了测定神经一次兴奋之后兴奋性的变化，可先给神经施加一个条件性刺激，引起神经兴奋，然后再用一个检验性刺激在前一兴奋过程的不同时相给予刺激，检测神经对检验性刺激反应的兴奋阈值及所引起动作电位的幅度，来判定神经组织兴奋性的变化。

【动物】 蟾蜍或蛙。

【试剂/药品】 林格液。

【器材】 生物信号采集处理系统、蛙类手术器械一套、蛙板、标本屏蔽盒、玻璃分针、滴管、丝线、平皿等。

【方法与步骤】

1. 实验准备

（1）神经干标本制备：参照第四章实验一中的"一、蛙坐骨神经干动作电位的引导"。

（2）实验装置连接：参照第四章实验一中的"一、蛙坐骨神经干动作电位的引导"。

神经干兴奋传导速度的测定需使用两对引导电极，其中 r_1 与 r_1' 连至生物信号采集处理系统的通道 1 信号输入插口，另一对引导电极 r_2 与 r_2' 连至通道 2 信号输入插口。兴奋性不应期的测定使用一对引导电极即可。

2. 观察项目

（1）神经干兴奋传导速度测定

1）两个双相动作电位波形的引导：按第四章实验一中的"一、蛙坐骨神经干动作电位的引导"相同的步骤进入系统实验环境。鼠标点开显示屏上端的"实验"菜单，然后鼠标单击"肌肉神经"栏目中的"神经干兴奋传导速度的测定"项，系统即自动设置好实验参数，弹出刺激器对话框并处于示波状态；用鼠标在刺激器对话框中选择同步触发，然后点击"开始刺激"键，屏幕上通道 1和通道 2 均出现"双相动作电位"波形，可看到两个波形之间存在时间差。按实验一相同的方法调节灵敏度或刺激强度，直至获得满意的波形。

2）测定动作电位传导速度：用鼠标点击"传导速度测量"键，在系统弹出的对话框中输入电极距离（即 r_1 和 r_2 极性相同的两电极之间的距离），如在该对话框中选择了"自动测量"，则点击"确定"键，系统即在"测量信息栏"将自动测量的有关信息（传导时间、电极距离、传导速度）显示出来；如在该对话框中选择了"手动测量"并点击"确定"键，则需用鼠标先在一个通道的动作电位波形上（如波峰）点击一次，然后在另一通道的动作电位波形相同位置点击一次，系统即在"测量信息栏"显示出有关信息。"测量信息栏"中的数据可用测量信息栏的数据复制功能复制到"Word"等文档中。

3）将神经干标本置于 4℃的林格液中浸泡 5min 后，再测定神经冲动的传导速度。

（2）神经干兴奋性不应期测定

1）按第四章实验一中的"一、蛙坐骨神经干动作电位的引导"相同的步骤进入系统实验环境。鼠标点开显示屏上端的"实验"菜单，然后用鼠标单击"肌肉神经"栏目中的"神经干兴奋不应期自动测定"项，系统即自动设置好实验参数、弹出刺激器对话框，并处于示波状态；用鼠标在刺激器对话框中选择同步触发，然后点击"自动"键，系统即自动产生双刺激，双刺激的波间隔（即两个刺激方波之间的时间间隔）从 20ms 开始逐步减小，直至减小到 0.3ms。系统在不应期自动测定中预设置了若干组波间隔。

2）随波间隔的逐步减小，第二个动作电位向第一个动作电位逐步靠近。当第二个刺激引起的动作电位幅度开始降低时，表明第二个刺激已落入第一次兴奋的不应期，可将第二个与第一个刺激方波间的时间间隔（波间隔）记为 t_1。以后第二个动作电位向第一个动作电位继续靠近，第二个动作电位逐渐消失。第二个动作电位刚消失时的波间隔为绝对不应期近似值，记为 t_2。t_1 减去 t_2 的差值即为相对不应期。按以上所述，利用系统的移动测量或两点测量功能，即可方便地找出不应期和绝对不应期，进而求得相对不应期。

利用刺激器对话框内的"开始刺激"键，结合刺激器参数调节，也可手动完成不应期测定。在自动测定之前，可先用手动功能调试，以确定刺激幅度是否合适。

【结果记录方式】

1. 分别记录常温、低温条件下动作电位的传导速度。

2. 读出并记录不应期（t_1）、绝对不应期（t_2）的值，计算出相对不应期。

【注意事项】

1. 神经干标本应尽可能长，并经常用林格液湿润以保持兴奋性良好。

2. 使神经干与刺激电极、接地电极、引导电极均接触良好。

3. 两对引导电极间的距离应尽可能大。

4. 用刚能使神经干产生最大动作电位的最大刺激强度刺激神经。

【思考题】

1. 本次实验所测出的神经干兴奋传导速度是何种神经纤维的传导速度？

2. 将神经干标本置于 4℃的林格液中浸泡后，神经冲动的传导速度有何改变？为什么？

3. 当两刺激脉冲的波间隔逐渐缩短时，第二个动作电位如何变化？为什么？

【知识拓展】　有髓纤维的传导速度比无髓纤维快得多。在无脊椎动物中，提高动作电位传导速度的方式是增加轴突直径，如枪乌贼的轴突直径可达 1mm；而高等动物则以轴突的髓鞘化来提高传导速度。有髓纤维的传导速度最快，可达 100m/s，而许多无髓纤维的传导速度还不到 1m/s。神经纤维髓鞘化不仅能提高动作电位的传导速度，还能减少能量消耗，因为动作电位只发生在郎飞结，因而动作电位传导过程中跨膜流入和流出的离子大大减少，离子经主动转运返回时所消耗的能量也显著减少。多发性硬化症属于一种自身免疫性疾病，其病理改变为有髓神经纤维髓鞘进行性丢失，因而神经纤维传导速度减慢，甚至完全中断，患者可出现瘫痪或感觉丧失等症状。

三、电刺激与骨骼肌收缩活动的关系

【目的】　学习肌肉实验的电刺激方法及肌肉收缩的记录方法；观察电刺激强度的变化对肌肉收缩张力的影响，理解阈刺激、阈上刺激和最大刺激的概念；观察电刺激频率的变化对肌肉收缩形式及收缩力量的影响。

【原理】　刺激引起组织兴奋必须具备三个条件，即刺激强度、刺激持续时间和强度-时间变化率。在固定后两个条件时，改变刺激强度，记录和测量肌肉收缩张力，即可测定出骨骼肌组织的阈强度和最适强度。

不同的组织兴奋性高低不同，同一组织的不同单位兴奋性也不同。腓肠肌是由许多肌纤维组成的，每条肌纤维的兴奋性高低不同。当用单个电刺激直接（或通过神经间接）刺激腓肠肌时，如果刺激强度太弱，不能引起肌肉收缩（强度未达到阈强度的刺激为阈下刺激）。只有当刺激增强到一定值时，才能引起肌肉发生最微弱的收缩，这种刚能引起最小反应的最小刺激强度称为阈强度（强度达到阈强度的刺激称为阈刺激），此时只是少数兴奋性较高的肌纤维产生了收缩。以后随着刺激强度的增加，越来越多的肌纤维兴奋，肌肉的收缩也逐步增大（强度超过阈强度的刺激称为阈上刺激）；当刺激强度增大到某一值时，整块骨骼肌中所有的肌纤维均发生了兴奋，肌肉出现最大的收缩反应，此时如再继续增大刺激强度，肌肉的收缩也不再增大。这种能使肌肉发生最大收缩反应的最低刺激强度称为顶强度（或最适强度），具有顶强度的刺激称为最大刺激，最大刺激引起的肌肉收缩称为最大收缩。可见，在一定范围内，骨骼肌收缩张力的大小取决于刺激强度。

刺激频率不同，肌肉收缩的形式亦不相同。用频率不同而阈上刺激相同的刺激作用于肌肉组织，刺激频率较低时，每次刺激的时间间隔超过肌肉单次收缩的时程，则肌肉的反应表现为一连串的单收缩；若刺激频率逐渐增加，刺激的时间间隔短于肌肉的收缩时程而长于肌肉的收缩期，收缩张力曲线部分融合，产生不完全强直收缩；刺激频率继续增加，刺激的时间间隔短于肌肉的收缩期，收缩张力曲线完全融合，产生完全强直收缩。

【动物】 蟾蜍或蛙。

【试剂/药品】 林格液。

【器材】 生物信号采集处理系统、蛙类手术器械一套、蛙板、肌槽、张力换能器、万能支架、双凹夹、丝线、平皿等。

【方法与步骤】

1. 实验准备

（1）制备坐骨神经-腓肠肌标本

1）游离坐骨神经到腘窝：参见第四章实验一中的"一、蛙坐骨神经干动作电位的引导"坐骨神经干标本制备步骤，但只将坐骨神经游离到腘窝为止。

2）制备坐骨神经-小腿标本：将游离干净的坐骨神经放置于腓肠肌上，在膝关节周围剪掉全部大腿肌肉，并用剪刀将股骨刮干净，然后在股骨的中部剪去上段股骨，保留的部分就是坐骨神经-小腿标本。

3）制备坐骨神经-腓肠肌标本：游离腓肠肌并在跟腱下穿线、结扎，在结扎处外端剪断跟腱。

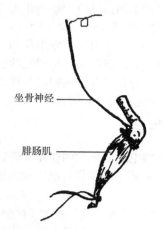

然后沿膝关节将小腿其余部分剪掉，这样就制备了具有附着在股骨上的腓肠肌并带支配腓肠肌的坐骨神经标本（注意两端结扎线应留有余地，以备实验时用于固定）（图4-3）。将标本置于盛有林格液的平皿中备用。

（2）仪器连接：将张力换能器固定于万能支架上并将其插口连接在生物信号采集处理系统通道1的输入口内。将系统刺激器的输出与肌槽刺激电极相连。

（3）固定标本：将坐骨神经-腓肠肌标本固定于肌槽，将坐骨神经置于肌槽的刺激电极上，股骨残端固定于肌槽的小孔内。腓肠肌跟腱的结扎线与张力换能器的金属片相连。线的位置应与水平面垂直，同时松紧适当。

（4）进入生物信号采集处理系统，鼠标点开显示屏上端的"实验"菜单。

图4-3 坐骨神经-腓肠肌标本图

1）刺激强度变化对肌肉收缩张力的影响：单击"肌肉神经"栏目中的"刺激强度与反应的关系"项，系统即自动设置好实验参数，弹出刺激器对话框，并处于示波状态。先调节好张力换能器的零点，然后鼠标点击系统的"开始记录"键进入记录状态，再点击刺激器对话框中的"开始刺激"键，刺激器即自动按幅度递增（从零开始，每发一次刺激，幅度自动递增）的方法自动产生刺激。一旦出现最大收缩，即点击刺激器对话框中的"停止刺激"键，再点击系统的"停止记录"键，整个实验过程的波形就被记录下来了。

如需手动完成实验，可在刺激器对话框中将刺激方式设为单刺激及手动调节刺激强度。

2）刺激频率变化对肌肉收缩形式及收缩力量的影响：单击"肌肉神经"栏目中的"刺激频率

与反应的关系"项，系统即自动设置好实验参数，弹出刺激器对话框，并处于示波状态。先调节好张力换能器的零点，设置最适宜的刺激强度，然后用鼠标点击系统的"开始记录"键进入记录状态，再点击刺激器对话框中的"开始刺激"键，刺激器即自动按频率递增（系统自动按 1Hz、2Hz、4Hz、8Hz、16Hz、32Hz 的频率间歇发送刺激脉冲）的方法自动产生刺激。在屏幕上可以观察到单收缩、不完全强直收缩和完全强直收缩波形。一旦出现完全强直收缩，即点击刺激器对话框中的"停止刺激"键，再点击系统的"停止记录"键，整个实验过程的波形就被记录下来了。

2. 观察项目

（1）改变刺激强度，记录肌肉的收缩张力曲线。

1）刺激强度从零开始逐渐增大，当刺激增至某强度时，肌肉开始轻微收缩，此时刺激强度即阈强度，此刺激为阈刺激。

2）刺激强度逐步增大，肌肉收缩曲线逐步升高。当刺激强度达到某一数值时，肌肉收缩曲线不再随强度增大而升高，此时的刺激为最大刺激，肌肉收缩为最大收缩。

（2）改变刺激频率，记录肌肉的单收缩与复合收缩曲线。

1）用等强度的阈上刺激刺激坐骨神经，刺激的间隔时间超过肌肉的收缩时程，记录肌肉的单收缩曲线。

2）刺激频率逐步增大，随着刺激的间隔时间逐步缩短，肌肉开始出现不完全强直收缩和完全强直收缩曲线。

【结果记录方式】

1. 对记录的实验结果进行剪辑和打印。

2. 刺激强度变化对肌肉收缩张力的影响。读出并记录阈刺激、最大刺激的值。

3. 刺激频率变化对肌肉收缩形式及收缩力量的影响。记录出现单收缩、不完全强直收缩和完全强直收缩的刺激频率值。

4. 描述肌肉收缩形式与刺激频率间的关系。

5. 描述肌肉收缩力量与刺激频率间的关系。

【注意事项】

1. 每次刺激之后必须让肌肉有一定的休息时间，一般为 0.5～1min，以便保证肌肉的收缩力和兴奋性。

2. 经常用林格液湿润标本，防止标本干燥。

3. 标本固定的松紧要适度，并防止肌肉产生持续的强直收缩，才能保证做出良好的肌肉收缩曲线图。

4. 刺激频率变化对肌肉收缩的影响，用刚能引起肌肉最大收缩的强度刺激，不能刺激过强而损伤神经。

【思考题】

1. 一定范围内随着刺激强度的增加，肌肉收缩的幅度有何变化？为什么？

2. 随着刺激频率的增高，肌肉收缩形式有何变化？为什么？

3. 肌肉收缩张力曲线融合时，神经干和肌细胞的动作电位是否融合？为什么？

【知识拓展】 正常体内由运动神经元发出的兴奋冲动都是连续多个具有一定频率的串脉冲。因此，体内骨骼肌的收缩都是完全强直收缩（简称为强直收缩），只不过强直收缩的时间可长可短。不同肌肉的单收缩持续时间不同，因而能引起强直收缩所需的最低临界刺激频率也不同，如眼球内直肌需要 350 次/秒的高频刺激才能产生强直收缩，而比目鱼肌只需 30 次/秒的频率就够了。当肌肉发生不完全或完全强直收缩时，所描记的收缩曲线虽然融合，但肌肉的动作电位始终分离，只是频率不同而已。因为肌肉的动作电位只持续 1～2ms，后来的每个刺激通常都落在了前一个动作电位之后；即使刺激频率加快，后一次刺激正好落入前一个动作电位的绝对不应期，这时新刺激无效，不能引起新的动作电位。因此肌肉的收缩反应可以融合，但动作电位不能融合。

（大连大学　嵇志红）

实验二　血液生理实验

一、红细胞沉降率的测定

【目的】　学习和掌握红细胞沉降率的测定方法（魏氏法）。

【原理】　红细胞沉降率是指红细胞第 1 小时末下沉的距离，简称血沉，是衡量红细胞悬浮稳定性的指标。血沉越快，表示红细胞悬浮稳定性越差，直接原因是红细胞叠连加速。红细胞悬浮稳定性的高低与血浆的成分改变有关。血浆中白蛋白、磷脂酰胆碱（卵磷脂）含量增多时，红细胞不叠连、沉降率减慢。血浆中纤维蛋白原、球蛋白和胆固醇含量增高时，红细胞叠连、沉降率加快。某些疾病可使血浆白蛋白减少，球蛋白和纤维蛋白原相对增多，使红细胞相互叠连下沉，导致血沉加快。此项检查对某些疾病具有辅助诊断意义。

【动物】　家兔，2.5～3.0kg，雌、雄兼用。

【试剂/药品】　3.8%枸橼酸钠溶液。

【器材】　5ml 注射器、8 号针头、小试管、魏氏沉降管、血沉架、橡皮吸球等。

【方法与步骤】

1. 取干净小试管一支，事先加入 3.8%枸橼酸钠溶液 0.4ml 备用。

2. 用注射器从家兔耳缘静脉取血 2ml，向盛有 3.8%枸橼酸钠溶液的试管内注入血液 1.6ml，用手指封住试管口上下颠倒 2～3 次，使血液与抗凝剂充分混匀，制成抗凝血液。

3. 观察项目

（1）将橡皮吸球置于魏氏沉降管的顶端，吸取抗凝血液至"0"刻度处，操作过程中不能有气泡混入。拭去沉降管尖端外周的血迹，将沉降管垂直固定于血沉架上静置，立即计时。

（2）到 1h 末观察魏氏沉降管内血浆层的距离，即只有淡黄色血浆的一段（魏氏沉降管的上端），并记下毫米数值，该值即为血沉（mm/h）。

（3）读取数据后，小心取下魏氏沉降管，排去管内血液，用清水洗涤晾干。

【结果记录方式】　将全班记录结果汇总填入表 4-1。

表 4-1　血沉测定结果

组别	取血量（ml/只）	血沉（mm/h）
1		
2		
3		
4		
5		
6		

【注意事项】

1. 小试管、魏氏沉降管、注射器均应清洁、干燥。

2. 抗凝剂应新鲜配制，血液与抗凝剂的容积比例为 4∶1。

3. 本实验操作应在 2h 以内完成，以免影响结果的准确性。

【思考题】

1. 何谓血沉？影响血沉的因素有哪些？

2. 血沉正常值（魏氏法）是多少？

【知识拓展】 患有活动性肺结核、风湿热等疾病时，血沉可以加快，是由于血浆中白蛋白减少，球蛋白和纤维蛋白原相对增多，使红细胞相互叠连。叠连后，红细胞团块的总面积与总体积比减小，摩擦力减小，导致红细胞下沉，血沉加快。但是妊娠、月经期等生理情况下血沉也可能加快。因此，此项检查对某些疾病只具有辅助诊断意义。

二、红细胞渗透脆性的测定

【目的】 学习红细胞渗透脆性的测定方法，观察红细胞在不同浓度低渗 NaCl 溶液中的形态变化。

【原理】 红细胞渗透脆性指红细胞在低渗盐溶液中发生膨胀破裂的特性。渗透脆性大的红细胞表示膜对低渗盐溶液的抵抗力小，容易破裂；渗透脆性小的红细胞表示膜对低渗盐溶液的抵抗力大，不容易破裂。0.9% 的 NaCl 溶液是等渗溶液，将红细胞悬浮于其中，其形态可维持不变；将红细胞置于高渗的 NaCl 溶液中，红细胞将失去 H_2O 而皱缩；将红细胞置于低渗的 NaCl 溶液中则 H_2O 进入细胞内而使之膨胀甚至破裂溶血。本实验将血液滴于不同浓度的低渗 NaCl 溶液中，开始出现溶血现象的 NaCl 溶液为该血液红细胞的最小抵抗力（正常值为 0.42%～0.46% NaCl），即红细胞的最大脆性；出现完全溶血的低渗 NaCl 溶液，则为该血液红细胞的最大抵抗力（正常值为 0.28%～0.32% NaCl），即红细胞的最小脆性。对低渗 NaCl 溶液抵抗力小，表示红细胞的脆性大；对低渗 NaCl 溶液抵抗力大则表示红细胞的脆性小。

【动物】 家兔，2.0～2.5kg，雌、雄兼用。

【试剂/药品】 0.9% NaCl 溶液、蒸馏水。

【器材】 10ml 试管、2ml 试管、2ml 注射器、8 号针头、试管架、滴管、载玻片、显微镜等。

【方法与步骤】

1. 制备不同浓度的低渗 NaCl 溶液 取干净试管 11 支，从 1～11 编号，分别排列在试管架上，配制各种浓度的低渗 NaCl 溶液（表 4-2）。

表 4-2 不同浓度 NaCl 溶液的配制

比例与浓度	1	2	3	4	5	6	7	8	9	10	11
1% NaCl（ml）	0.90	1.40	1.30	1.20	1.10	1.00	0.90	0.80	0.70	0.60	0.50
蒸馏水（ml）	0.10	0.60	0.70	0.80	0.90	1.00	1.10	1.20	1.30	1.40	1.50
NaCl 浓度(%)	0.90	0.70	0.65	0.60	0.55	0.50	0.45	0.40	0.35	0.30	0.25

2. 采集血液标本 用干净的 2ml 注射器从家兔耳缘静脉中取血 1ml，向每支试管内加入血液 1～2 滴，用大拇指盖住试管口上下轻轻颠倒，将各试管中的溶液与血液充分混匀，静置 1h 后观察结果。

3. 观察项目

（1）观察各试管的色调和透明度：可出现三种结果。

1）试管内液体分层，下层为混浊红色，上层为无色或淡黄色的透明液体，表示红细胞没有溶血。

2）试管内液体分层，下层为混浊红色，上层为红色透明液体，表示部分红细胞破裂，称为不完全溶血。

3）试管内的液体不分层，完全变成透明红色，说明细胞完全破裂，称为完全溶血。

（2）记录红细胞的渗透脆性范围：通过观察结果，可清楚地了解家兔红细胞的渗透脆性范围，即开始溶血的 NaCl 溶液浓度到完全溶血的 NaCl 溶液浓度。

（3）取第 1 管、第 4 管和第 7 管的红细胞悬液各 1 滴，分别放在三张载玻片上，盖上盖玻片，在显微镜下观察红细胞的形态，比较两者的区别。

【结果记录方式】 将全班记录结果汇总填入表 4-3。

表 4-3　红细胞渗透脆性测定结果

组别	不完全溶血 NaCl 浓度（%）	完全溶血 NaCl 浓度（%）	红细胞的形态		
			第 1 管	第 4 管	第 7 管
1					
2					
3					
4					
5					
6					

【注意事项】

1. 试管应该按编号顺序放置，以防颠倒弄错。

2. 吸取蒸馏水和 0.9% NaCl 溶液的量要准确；每支试管所加的血液量尽可能一致。

3. 向试管内加血液时应轻轻滴入，然后轻轻混匀，切勿剧烈振荡，避免破坏红细胞造成溶血假象。

4. 观察实验现象应该在白色背景和光线明亮处进行。

【思考题】

1. 何谓红细胞渗透脆性？测定红细胞渗透脆性有何临床意义？

2. 红细胞溶血、红细胞叠连与红细胞凝集的机制有何不同？

【知识拓展】 在某些患溶血性疾病的患者中，红细胞开始溶血和完全溶血的 NaCl 溶液浓度均比正常人高，表明红细胞渗透脆性增大。实验表明，衰老的红细胞和 4℃保存超过 42 天的红细胞渗透脆性增大，容易发生破裂。

三、出血时间的测定

【目的】 通过测定出血时间的长短，了解血小板的止血功能。

【原理】 出血时间是指临床用消毒针刺破耳垂或指尖，使血液自然流出，然后测定出血延续的时间。生理性止血包括 3 个时相：①受损血小板平滑肌收缩，使破损的血管缩小或闭合，局部血流减缓，促使血小板黏附、聚集于血管破损处，并释放出缩血管活性物质，使毛细血管发生持久性收缩，使出血暂时停止；②黏附、聚集于血管破损处的血小板形成一个松软的止血栓堵塞伤口以实现初步止血；③启动凝血系统，使纤维蛋白原转变成纤维蛋白聚集体形成牢固血栓。正常出血时间一般不超过 9min，出血时间长短可反映生理止血功能状态。血小板减少或血小板功能缺陷时，出血时间延长，甚至出血不止。

【对象】 人。

【器材】 采血针、吸水纸、秒表、酒精消毒棉球等。

【方法与步骤】

1. 用酒精消毒棉球消毒耳垂或指端。

2. 用消毒采血针刺入皮肤 2～3mm，勿施加压力，让血液自然流出，立即开始计时。

3. 观察项目

（1）每隔 30s 用吸水纸吸干流出的血液 1 次，并使血迹在吸水纸上依次排列，直至血液不再流出为止。

（2）按吸水纸上血滴数计算出血时间，正常人出血时间为 1～3min。

【结果记录方式】 将全班记录结果汇总填入表 4-4。

表 4-4 出血时间的测定结果

组别	出血时间（min）
1	
2	
3	
4	
5	
6	

【注意事项】

1. 采血部位严格消毒，以防感染。

2. 吸血时，勿使吸水纸接触伤口，以免影响结果的准确性。

【思考题】

1. 生理性止血包括哪几个时相？

2. 采血时为什么不能挤压伤口？

【知识拓展】 出血时间测定方法有 Duke 法、IVY 法和标准化出血时间测定器法（TBT 法）。目前推荐使用 TBT 法，TBT 法的正常值为 2.3～9.5min。Duke 法是在耳垂采血，虽然操作简便，但整个操作难以标准化，且很不敏感，特别是对血管性血友病的检测，故已渐被淘汰。IVY 法采血部位在前臂掌侧，在上臂用压脉带施加固定压力，然后在前臂规定范围内做切口，敏感性较 Duke 法好，但因切口深度、长度仍未能标准化，故重复性不如在其基础上改进后的 TBT 法。TBT 法是较理想的方法，是在 IVY 法基础上经改进后目前最有效的测定方法，由于使用标准测定器，因此能使皮肤切口的长度和深度恒定，使实验重复性比传统方法明显提高，有利于检出血管壁及血小板质和量的缺陷，而且可根据需要选用不同型号的测定器。

四、凝血时间的测定

（一）血浆凝血酶原时间（PT）测定

【目的】 在体外模拟体内外源性凝血的全部条件，测定血浆凝固所需的时间，是外源性凝血系统常用的筛检实验。

【原理】 37℃条件下，在待检血浆中加入足量的组织凝血活酶（含组织因子、磷脂）和适量的 Ca^{2+}，通过激活凝血因子Ⅶ（FⅦ）而启动外源性凝血途径，使乏血小板血浆凝固。从加入 Ca^{2+} 到血浆凝固所需的时间即 PT。

【对象】 人。

【试剂/药品】 含 Ca^{2+} 组织凝血活酶试剂、0.109mol/L 枸橼酸钠溶液、正常对照血浆。

【器材】 塑料注射器、硅化试管、秒表、离心机、微量加样器、水浴箱、酒精消毒棉球等。

【方法与步骤】

1. 标本采集和处理 常规静脉采血 1.8ml，加入到含 0.109mol/L 枸橼酸钠溶液 0.2ml 的硅化试管中，充分混匀，3000r/min 离心 20min，分离乏血小板血浆。

2. 预温 将含 Ca^{2+} 组织凝血活酶试剂、正常对照血浆、待检血浆置于 37℃ 水浴中 5min。

3. 测定 取 1 支试管，加入预温的正常对照血浆 0.1ml，37℃ 预温 30s，随后加入 0.2ml 预温的含 Ca^{2+} 组织凝血活酶试剂，立即混匀，并计时。

4. 观察计时 在明亮处不断地缓慢倾斜试管，观察管内液体的流动状态，当液体流动减慢或出现混浊时，停止计时，记录凝固时间。重复测定 2～3 次。

5. 同样方法测定待检血浆的 PT 值。

【结果记录方式】 将全班记录结果汇总填入表 4-5。

表 4-5 凝血时间的测定结果

组别	PT 值（s）
1	
2	
3	
4	
5	
6	

【注意事项】

1. 采血部位严格消毒，以防感染。

2. 试管倾斜要缓慢，倾斜角度不要超过 45°，防止血液流出。

【思考题】

1. 出血时间和凝血时间有何不同？

2. 凝血途径分为哪几种？本次实验观察的是哪条凝血途径？外源性凝血途径的启动因子是什么？为什么说外源性凝血途径在体内生理性凝血的启动中起关键性作用？

【知识拓展】 外源性凝血途径在体内生理性凝血反应的启动中起关键性作用。组织因子镶嵌在细胞膜上，可起"锚定"作用，有利于使生理性凝血过程局限于受损血管的部位；组织因子与 FⅦa 结合成复合物后，可激活 FX 为 FXa，从而启动凝血反应；外源性凝血途径生成的少量凝血酶对 FV、FⅧ、FXI 和血小板的激活作用产生扩增放大效应，少量凝血酶也能激活 FXI 为 FXIa，并加速因子 X 酶复合物的形成；FⅦa-组织因子复合物对 FIX 激活生成 FIXa 可扩散到邻近的已激活的血小板表面，与 FⅧa 结合形成因子 X 酶复合物，激活 FXa，最终激活足量的 FXa 和凝血酶，完成纤维蛋白的形成过程。因此，组织因子是生理性凝血反应过程的启动物。

PT 是常用的外源性凝血途径和共同凝血途径的筛检指标之一，也是监测口服抗凝药常用的检测指标，其灵敏度依赖于组织凝血活酶的质量。

（二）活化部分凝血活酶时间（APTT）测定

【目的】 在体外模拟体内内源性凝血的全部条件，测定血浆凝固所需的时间，反映内源性凝血系统凝血因子（FⅫ、FⅪ、FⅨ、FⅧ）、共同途径中纤维蛋白原、凝血酶原和FⅤ、FⅩ的水平。

【原理】 37℃条件下，在待检血浆中加入足量的活化接触因子激活剂（如白陶土）和部分凝血活酶（代替血小板的磷脂），再加入适量的Ca^{2+}，即可激活FⅫ，从而启动内源性凝血途径，使乏血小板血浆凝固。从加入Ca^{2+}到血浆凝固所需的时间即APTT。

【对象】 人。

【试剂/药品】 0.109mol/L枸橼酸钠溶液、APTT试剂、0.025mol/L氯化钙溶液、正常对照血浆。

【器材】 塑料注射器、硅化试管、秒表、离心机、微量加样器、水浴箱、酒精消毒棉球等。

【方法与步骤】

1. 标本采集和处理 常规静脉采血1.8ml，加入到含0.109mol/L枸橼酸钠溶液0.2ml的硅化试管中，充分混匀，3000r/min离心20min，分离乏血小板血浆。

2. 预温 将APTT试剂、正常对照血浆、待检血浆及0.025mol/L氯化钙溶液置于37℃水浴中5min。

3. 预温活化 取1支试管，加入预温的正常对照血浆和APTT试剂各0.1ml，混匀，37℃预温3min并轻轻振动。

4. 测定 在上述试管中加入0.1ml预温的0.025mol/L氯化钙溶液，立即混匀，并计时。

5. 观察计时 在37℃水浴中不断地轻轻振摇试管，约20s后，从水浴中取出，在明亮处缓慢倾斜试管，观察管内液体的流动状态，当液体流动减慢或出现混浊时，停止计时，记录凝固时间。重复测定2～3次。

6. 同样方法测定待测血浆的APTT值。

【结果记录方式】 将全班记录结果汇总填入表4-6。

表4-6 凝血时间的测定结果

组别	APTT值（s）
1	
2	
3	
4	
5	
6	

【注意事项】

1. 采血部位严格消毒，以防感染。

2. 试管倾斜要缓慢，倾斜角度不要超过45°，防止血液流出。

【思考题】

1. 本次实验观察的是哪条凝血途径？为什么？

2. 内源性凝血途径的启动因子是什么？

3. 临床上缺乏FⅧ、FⅨ和FⅪ对凝血时间各有何影响？其机制是什么？

【知识拓展】 APTT是临床常用、较为敏感的检测内源凝血因子缺乏的筛选实验，在检测中FⅨ、FⅧ的灵敏度比FⅫ、FⅪ和共同途径中的凝血因子更高，能检出凝血因子Ⅷ活性（FⅧC）<25%的轻型血友病，故已经替代普通试管法凝血时间测定和血浆复钙时间测定。单一因子（如FⅧ）活性增高可使APTT缩短，其结果可能掩盖其他凝血因子缺乏。APTT手工法虽重复性差、

费时，但操作简单，多次重复测定有相当程度的准确性。

五、血液凝固及其影响因素

【目的】 以发生血液凝固的时间为指标，了解若干影响血液凝固的因素。

【原理】 血液凝固是由多种凝血因子参与的级联反应过程，其结果是使血液由流体状态变成胶冻状态。血液凝固分为内源性凝血与外源性凝血两条途径。前者指参与血液凝固过程的凝血因子全部存在血浆中；后者指在组织因子的参与下血液凝固的过程。本实验直接从动脉或心室取血，血液几乎未与组织因子接触，其凝血过程主要由内源性凝血途径激活所致。脑组织含有丰富的组织因子，本实验利用家兔脑粉观察外源性凝血途径的作用。血液凝固过程受许多因素，如温度、接触面的光滑程度、抗凝剂等影响，从而改变血液凝固的时间。

【动物】 家兔，2.0~2.5kg，雌、雄兼用。

【试剂/药品】 20%氨基甲酸乙酯溶液、8U/ml肝素、草酸钾、液体石蜡、家兔脑粉、生理盐水、肺组织浸液冰块。

【器材】 兔手术台、兔手术器械一套、小烧杯、清洁小试管、0.5ml吸管、水浴装置一套、滴管、秒表、竹签、棉花等。

【方法与步骤】

1. 家兔耳缘静脉注射20%氨基甲酸乙酯溶液，剂量1g/kg体重（5ml/kg体重），麻醉后将家兔仰卧固定于兔手术台上，分离一侧颈总动脉，远心端用线结扎阻断血流，近心端夹上动脉夹，行动脉插管。

2. 需要放血时，开启动脉夹即可。也可直接从心脏抽血：用20ml注射器连上9号针头，从心搏最明显处进针，若抽血阻力小，血量多，血液呈鲜红色，说明针尖已成功刺入心室。

3. 观察项目

（1）观察纤维蛋白原在凝血过程中的作用：取家兔动脉血10ml，分别注入2个小烧杯内，一杯静置，另一杯用竹签轻轻搅拌，数分钟后，竹签上结成红色血团，用水冲洗，观察竹签上残留物的形状，然后比较两烧杯的凝血情况。

（2）观察血液凝固的加速或减缓：取8支干净的小试管，按表4-7准备各种实验条件。

表4-7 不同实验条件的试管编号

试管编号	实验条件
1	对照管（不作任何处理）
2	加肺组织浸液0.1ml
3	加棉花少许（或木屑）
4	用液体石蜡润滑试管内表面
5	保温于37℃水浴槽中
6	置于有冰块的烧杯中
7	加肝素8U（加血后摇匀）
8	加草酸钾1~2mg（加血后摇匀）

取出的动脉血立即注入准备好的试管中，每管各1ml。每30s倾斜试管45°一次，观察是否发生凝固，直至血液不再流动为止。记录每管血液凝固的时间并分析原因。

【结果记录方式】 将全班记录结果汇总填入表4-8。

表4-8 不同实验条件下的血液凝固时间

组别	血液凝固时间（min）							
	1号管	2号管	3号管	4号管	5号管	6号管	7号管	8号管
1								
2								
3								
4								
5								
6								

【注意事项】

1. 每只试管的血量应一致。

2. 试管、注射器及烧杯必须清洁、干燥。

3. 准备充分，明确分工，准确计时，由一位同学负责每隔0.5min报时一次，其他同学各观察1～2支试管的血液凝固情况，并记录负责管的凝血时间。最后将各管的凝血情况列表汇总。

【思考题】

1. 分析上述各因素影响血液凝固时间的机制。

2. 为什么去除了纤维蛋白的血液不会凝固？

附：肺组织浸液的制备

取家兔肺组织剪碎，浸泡于3～4倍量的生理盐水中，放冰箱中过夜，过滤收集的滤液即为肺组织浸液。

【知识拓展】 保持血液不发生凝固或加速、减缓血液凝固是临床工作中经常采用的措施。例如，纱布可以作为异物激活 FⅫ和血小板，促进血液凝固，在外科手术中经常使用；而增加异物表面的光滑度可延缓血液凝固过程，如涂有液体石蜡的表面。Ca^{2+} 参与血液凝固的多个环节，枸橼酸钠、草酸钾可以与 Ca^{2+} 结合，去除血浆中的 Ca^{2+} 可以起到抗凝作用。肝素作为抗凝剂也被广泛应用于临床防止血栓形成。

（大连大学 孙 莉）

实验三 蛙心起搏点的观察

【目的】 学习暴露蛙类心脏的方法，熟悉蛙心脏的结构；观察改变蛙心局部温度对心脏自动节律性的影响；用结扎法观察两栖类动物心脏的起搏点和心脏不同部位传导系统的自动节律性高低。

【原理】 心脏的特殊传导系统具有自动节律性，但各部分的自动节律性高低不同，哺乳动物窦房结的自律性最高。正常心脏每次兴奋都从窦房结发出，依次传到心房、心室，相继引起心房、心室收缩，故窦房结为哺乳动物心脏的起搏点。两栖类动物心脏的起搏点是静脉窦。正常情况下蛙心脏的活动节律服从静脉窦的节律，其活动顺序为静脉窦、心房、心室。本实验利用改变局部温度的方法，观察温度对心脏自律性的影响；用结扎的方法观察蛙心起搏点和蛙心不同部位自律性的高低。

【动物】 蟾蜍或蛙。

【试剂/药品】 林格液、温水、冰块。

【器材】 蛙类手术器械一套、蛙板、蛙钉、玻璃分针、秒表、滴管、丝线等。

【方法与步骤】

1. 暴露心脏 取蟾蜍或蛙一只，用探针损毁脑和脊髓后，将其仰卧位固定于蛙板上。用手术镊提起胸骨剑突下端的皮肤，剪开一个小口，然后将剪刀由切口处伸入皮下，向左、右两端锁骨方向剪开皮肤。将皮肤掀向头侧，再用手术镊提起胸骨剑突下端的腹肌，在腹肌上剪一小口，将剪刀伸入胸腔（勿伤及心脏和血管），沿皮肤切口方向剪开胸腔，剪断左、右乌喙骨和锁骨，使创口呈一倒三角形。用眼科镊提起心包膜并小心剪开，暴露心脏。

2. 熟悉心脏的结构 心脏的腹面可看到心房、心室及房室沟。心室右上方有一动脉圆锥，是动脉根部的膨大。动脉干向上分成左、右两分支。用玻璃分针将心脏翻向头侧，可以看到心房下端有节律搏动的静脉窦。在心房与静脉窦之间有一条半月形界线，称为窦房沟（图 4-4）。

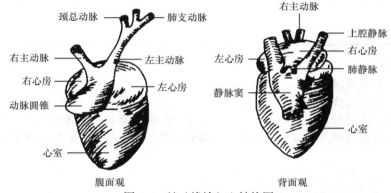

图 4-4 蛙（蟾蜍）心结构图

3. 观察项目

（1）观察正常心搏过程：仔细观察静脉窦、心房及心室收缩的顺序和频率。

（2）改变蛙（蟾蜍）心局部温度对心脏自律性的影响：用盛有 37℃水或冰块的小试管底部分别接触静脉窦或心室以改变它的温度，观察和记录心脏跳动次数的变化。

（3）斯氏第一结扎：静脉窦与心房之间的结扎。用眼科镊在主动脉干下穿一丝线，将心尖翻向头端，暴露心脏背面，然后准确沿窦房沟迅速结扎，以阻断静脉窦和心房之间的传导。观察心房、心室及静脉窦的搏动情况，分别记录单位时间内静脉窦、心房和心室的搏动频率。

（4）斯氏第二结扎：心房与心室之间的结扎。待心房与心室搏动恢复正常后，再取一线在房室沟处准确结扎，以阻断心房和心室之间的传导。观察心房和心室的搏动情况，分别记录单位时间内静脉窦、心房和心室的搏动频率。

【结果记录方式】 将记录结果填入表 4-9。

表 4-9 温度改变与结扎对蛙（蟾蜍）心不同部位节律性的影响

观察项目	搏动频率（次/分）		
	静脉窦	心房	心室
对照			
37℃水试管接触静脉窦			
37℃水试管接触心室			
冰块试管接触静脉窦			
冰块试管接触心室			
斯氏第一结扎			
斯氏第二结扎			

【注意事项】

1. 实验时室内温度应适宜。

2. 三角形创口不要太大，尽量不要暴露肺和肝脏，剪胸骨和肌肉时紧贴胸壁，以免损伤心脏和血管。

3. 提起和剪开心包膜时要细心，避免损伤心脏。

4. 做斯氏第一结扎时，结扎部位一定要准确，不可扎住静脉窦。

5. 实验中注意滴加林格液，保持暴露的组织湿润。

【思考题】

1. 当静脉窦局部温度发生变化时，心率为何会随之发生变化？与心室局部温度变化引起的效应有何不同？

2. 斯氏第二结扎后，心室为何突然停止跳动？心室跳动还能恢复吗？

3. 两次结扎后，静脉窦、心房、心室跳动次数为何不一致？哪一部分的跳动频率更接近正常心率？为什么？

【知识拓展】　心律失常是心脏疾病常见的症状，心脏电生理特性的改变是心律失常产生的基础。心律失常产生的基本原理包括心脏兴奋的产生异常和兴奋的传导异常，其中兴奋的产生异常主要由自律性异常引起。自律性异常包括：①窦性心律失常（心脏起搏点位置正常，但节律或频率异常），有窦性心动过速（安静时心率大于 100 次/分）、窦性心动过缓（安静时心率小于 60 次/分）和窦性心律不齐；②异位心律（潜在起搏点暂时或持续控制心脏），有自发性异位心律（期前收缩、心动过速、扑动和颤动）和被动性异位心律（逸搏和自身心律）。

（大连大学　嵇志红　王　辉）

实验四　期前收缩与代偿间歇

【目的】　学习在体或离体心跳曲线的记录方法；通过观察期前收缩与代偿间歇验证心肌有效不应期长的特性。

【原理】　心肌的有效不应期特别长，约相当于整个收缩期和舒张早期。在此期中，任何强大的刺激均不能引起心肌兴奋和收缩。而相对不应期和超常期均发生在舒张期内，所以在心室舒张中期、晚期给心室一次适宜刺激，便可在正常节律性兴奋到达心室之前，引起一次扩布性兴奋和收缩，分别称为期前兴奋和期前收缩。期前收缩也有一个有效不应期，因此当窦房结（两栖类为静脉窦）下传的正常节律性兴奋到达时，常正好落在这个有效不应期内，因而不能引起心室的兴奋和收缩，心室停留于舒张状态，必须等到再下一次正常节律性兴奋到达时才能恢复正常的节律性收缩，此较长的舒张期称为代偿间歇。

【动物】　蟾蜍或蛙。

【试剂/药品】　林格液。

【器材】　生物信号采集处理系统、张力换能器、刺激电极、铁支架、双凹夹、蛙类手术器械一套、蛙板、蛙钉、蛙心夹、棉线、小烧杯、滴管等。

【方法与步骤】

1. 用探针破坏蟾蜍或蛙的脑和脊髓，暴露心脏，在心舒张期用蛙心夹夹住心尖约 1mm。蛙心夹通过棉线和张力换能器相连，张力换能器插头插入相应通道。

2. **生物信号采集处理系统的操作**

（1）打开仪器电源，启动计算机，鼠标双击系统软件图标进入系统环境。

（2）鼠标点开显示屏上端的"实验"菜单，然后单击"循环"栏目中的"期前收缩和代偿间歇",系统即自动设置好实验参数,弹出刺激器对话框,并处于示波状态。此时可在屏幕上观察到正常的心搏曲线。

（3）实验参数：采集频率为400Hz；扫描速度为1s/div；灵敏度为5mV。刺激参数：模式为正电压；方式为单刺激；刺激强度为4～6V；波宽为5～10ms；延时为0ms。

（4）待标本功能状态正常、收缩稳定后,开始记录。

3. 观察项目

（1）描记正常心搏曲线,辨认收缩期及舒张期。

（2）在心室收缩期或舒张早期给心室单次阈上刺激,观察心搏曲线是否有变化。

（3）在心室舒张中期、晚期给心室单次阈上刺激,观察心搏曲线是否有变化。

【结果记录方式】

1. 对记录的实验结果进行剪辑和打印。

2. 将实验结果填入表4-10。

表4-10　心室收缩不同时期给予刺激引起的心搏曲线变化

观察项目	心搏曲线变化
正常心搏曲线	
心室收缩期给予单次阈上刺激	
心室舒张早期给予单次阈上刺激	
心室舒张中期、晚期给予单次阈上刺激	

【注意事项】

1. 刺激心脏之前,先用刺激电极刺激腹部肌肉以检查电刺激是否有效。

2. 经常滴加林格液以保持心脏湿润。

3. 每次刺激之前至少要描记2～3个正常心搏曲线,以便对照。

【思考题】

1. 期前收缩之后为什么会出现代偿间歇?

2. 如果心率很慢,期前收缩之后是否一定会出现代偿间歇? 为什么?

（大连大学　嵇志红　王　辉）

实验五　心血管活动的神经体液调节

【目的】 学习哺乳动物动脉血压的直接测量方法,观察神经和体液因素对心血管活动的调节作用。

【原理】 正常情况下,人和动物的动脉血压能维持相对恒定,是神经调节和体液调节经常起作用的结果。

心脏受交感神经和副交感神经的双重支配。心交感神经兴奋使心跳加快加强,兴奋传导加速,从而使心输出量增加,血压升高。支配心脏的副交感神经为心迷走神经,该神经兴奋时使心跳变慢,心房收缩力减弱,从而使心输出量减少,血压降低。绝大多数血管受交感缩血管神经纤维支配。交感缩血管神经兴奋时,血管平滑肌收缩,外周阻力增加,血压升高;反之,血压下降。中枢通过反射作用调节心血管的活动,改变心输出量和外周阻力,从而调节动脉血压。在心血管活动的反射性调节中最重要的是降压反射（颈动脉窦与主动脉弓压力感受性反射）。

体液调节因素中,肾上腺素对α和β受体均有激活作用。当心肌的β受体被激活时,心跳加快，兴奋传导加速，心输出量增加（强心作用）。大剂量肾上腺素以兴奋 α 受体为主，引起血管收缩作用较强。去甲肾上腺素主要激活 α 受体，对 β 受体作用较小，因而使外周阻力增加，动脉血压升高，其强心作用远较肾上腺素弱，注入体内则由于血压升高而反射性地引起心跳减慢。

本实验以动脉血压为指标，观察整体情况下神经和体液因素对心血管活动的调节。

【动物】 家兔，2.5～3.0kg，雌、雄兼用。

【试剂/药品】 20%氨基甲酸乙酯溶液、0.5%肝素（或 5%枸橼酸钠）溶液、1∶100 000 乙酰胆碱溶液、1∶10 000 去甲肾上腺素溶液、生理盐水。

【器材】 生物信号采集处理系统、压力换能器、兔手术台、兔手术器械一套、动脉插管、动脉夹、双凹夹、铁支架、保护电极、注射器、有色丝线、纱布等。

【方法与步骤】

1. 手术准备

（1）动物麻醉与固定：用 20%氨基甲酸乙酯溶液按 1g/kg（5ml/kg）的剂量从家兔耳缘静脉缓慢注入。注射过程中应密切观察动物的肌张力、呼吸、角膜反射和痛反射，避免麻醉过深。麻醉后将动物仰卧位固定于兔手术台上，用弯剪剪去颈部手术部位的被毛以便手术。

（2）分离颈部的神经和血管：沿颈部正中做一 5～7cm 长的切口，分离皮下组织和肌肉（肌肉不可剪、切，只作钝性分离，以免出血），暴露气管。将气管两旁的肌肉拉开，便可在气管两侧的深部找到颈总动脉鞘。仔细识别颈总动脉鞘内的结构：颈总动脉、迷走神经、交感神经及减压神经。在分离颈总动脉以前仔细辨认并分离出迷走神经和减压神经，其中迷走神经最粗，交感神经较细，减压神经最细，其变异较大且常与交感神经贴在一起（图 4-5）。结构辨认清楚后，先分离右侧减压神经，然后分离右侧迷走神经，下方各穿一用生理盐水浸湿的有色丝线标记备用。分离时不要过度牵拉，以免损伤神经。然后分离两侧颈总动脉（注意要有适当长度）。左侧颈总动脉可用于测量血压和牵拉刺激，其下穿两根丝线以便做结扎和固定动脉插管用；右侧颈总动脉可用于夹闭阻断血流，其下穿一根丝线备用。

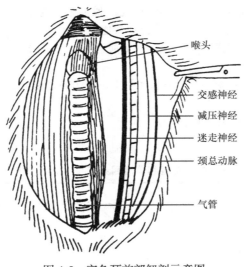

图 4-5 家兔颈前部解剖示意图

（3）插动脉插管：在颈总动脉的近心端夹一动脉夹，然后结扎其远心端（保留结扎线），在动脉夹与结扎线之间一般应相距 3cm。在结扎的下方用小剪做一斜口，向心脏方向插入动脉插管（插入之前，动脉插管内必须灌满抗凝剂），用已穿好的丝线将动脉插管扎紧，并缚紧固定，以防插管从插入处滑出。

2. 实验装置连接与生物信号采集处理系统

（1）将压力换能器插头插入相应通道，压力腔内充满液体，排除气泡，经三通管与动脉插管相连。

（2）打开外置仪器电源，启动计算机，鼠标双击系统软件图标进入系统环境。

（3）鼠标点开显示屏上端的"实验"菜单，然后鼠标单击"血压"，进入示波状态。

（4）实验参数：采集频率为 800Hz；扫描速度为 500ms/div；灵敏度为 12kPa；时间常数为直流；滤波常数为 30Hz。

刺激参数：模式为正电压；方式为连续刺激；刺激强度为 5～6V；波宽为 5ms；延时为 0ms；重复次数为 1 次。

3. 记录血压　动脉插管插好并固定好后，打开三通和动脉夹，压力信号传输入换能器，点击"示波"按钮，系统开始将采集到的血压曲线实时显示到屏幕上。待血压稳定后开始记录。

4. 观察项目

（1）观察正常血压曲线

1）一级波（心搏波）：由心室的舒缩活动引起的血压波动，心收缩时上升，心舒张时下降，其频率与心率一致。

2）二级波（呼吸波）：由呼吸时肺的张缩所引起的血压波动，吸气时上升，呼气时下降。

3）三级波：不常出现，产生原因尚未完全清楚，可能由心血管中枢紧张性的周期性变化所致。

（2）牵拉插管侧颈总动脉：手持左侧颈总动脉远心端上的结扎线向心脏方向轻轻快速牵拉 5～10s，观察血压的变化。

（3）夹闭未插管侧颈总动脉：用动脉夹夹闭右侧（未插管侧）颈总动脉 10～15s，观察血压的变化。

（4）刺激减压神经：调节刺激器的刺激强度与频率于中等程度，用连续电流刺激右侧减压神经（不切断），观察血压的变化。然后以两条丝线在神经中部结扎，并于两结扎线间将神经切断，用上述同样的电流分别刺激其切断的中枢端和外周端，观察血压的变化。

（5）刺激迷走神经：直接刺激右侧迷走神经，观察血压变化。然后结扎右侧迷走神经，于结扎线中枢端剪断神经，然后电刺激其外周端，观察血压的变化。

（6）静脉注射去甲肾上腺素：从家兔耳缘静脉注射 1：10 000 去甲肾上腺素 0.2～0.3ml，观察血压的变化。

（7）静脉注射乙酰胆碱：从家兔耳缘静脉注射 1：100 000 乙酰胆碱 0.2～0.3ml，观察血压的变化。

【结果记录方式】

1. 对记录的实验结果进行剪辑和打印。

2. 将实验结果填入表 4-11。

表 4-11　神经和体液因素引起的血压变化

观察项目	血压变化
正常血压	
牵拉插管侧颈总动脉	
夹闭未插管侧颈总动脉	
刺激减压神经	
刺激迷走神经	
静脉注射 1：10 000 去甲肾上腺素	
静脉注射 1：100 000 乙酰胆碱	

【注意事项】

1. 本实验麻醉应适量，过浅动物挣扎，过深反射不灵敏。分离神经时应特别小心，不要过度牵拉而损伤神经，影响实验结果。

2. 整个实验过程中，均须保持动脉插管与颈总动脉的方向一致，防止动脉插管刺破管壁。

3. 每观察一个项目必须待血压基本恢复并稳定后再进行下一观察项目。

【思考题】

1. 说明各实验因素引起动脉血压变化的机制。

2. 如果实验操作不当造成短时出血达总血量的 20%，会对血压有何影响？分析其机制。

【知识拓展】 心脏的传入神经纤维：心交感神经和心迷走神经内均含有大量的传入神经纤维，其神经末梢主要感受来自心脏的化学刺激、机械牵张刺激和容量变化，进而反射性地调节交感神经活动和心血管活动。心迷走神经内的传入纤维活动引起交感神经活动抑制，而心交感神经内的传入纤维活动引起交感神经活动增强，且与心肌缺血引起的心绞痛有关。在高血压和慢性心力衰竭状态下，增强的心交感神经传入纤维活动参与交感神经过度激活的机制。

（大连大学 嵇志红 王 辉）

实验六 家兔呼吸运动的调节

【目的】 掌握哺乳动物呼吸运动的描记方法，观察并分析血液化学成分改变及某些因素对呼吸运动的影响。

【原理】 正常呼吸运动能够自动有节律地进行，主要是低位脑干呼吸中枢的调节功能。体内外各种刺激可以直接作用于呼吸中枢或通过不同感受器反射性地作用于呼吸中枢，由此调节呼吸运动的频率和深度，以适应机体代谢的需要。在这些反射调节中较重要的是化学感受性反射和机械感受性反射。当动脉血中 PO_2、PCO_2 和 H^+ 浓度发生变化时，通过中枢化学感受器和外周化学感受器来调节呼吸运动；当肺扩张或萎陷时，通过气道平滑肌中的牵张感受器发出冲动，沿迷走神经到达延髓，反射性调节吸气和呼气的相互转换。本实验通过描记家兔的呼吸运动，观察血液化学成分改变及某些因素对呼吸运动的影响。

【动物】 家兔，2.5～3.0kg，雌、雄兼用。

【药剂/药品】 20%氨基甲酸乙酯溶液、3%乳酸溶液、生理盐水。

【器材】 生物信号采集处理系统、呼吸换能器、兔手术器械一套、兔手术台、气管插管、注射器（20ml、5ml、1ml 各 1 只）、50cm 长橡皮管、装有 N_2 的球胆一套、装有 CO_2 的球胆一套、纱布、丝线等。

【方法与步骤】

1. 动物麻醉与固定 家兔称重后，按 1g/kg（5ml/kg）的剂量从耳缘静脉缓慢注射 20%的氨基甲酸乙酯溶液麻醉动物。麻醉后，将其仰卧位固定于兔手术台上。

2. 手术

（1）气管插管：沿家兔颈部正中切开皮肤 5～7cm，用止血钳钝性分离皮下组织，暴露气管。把甲状软骨以下的气管与周围组织分离，在气管上做一倒"T"形切口，然后插入"Y"形气管插管，并用丝线将气管插管结扎固定。

（2）分离迷走神经：用玻璃分针在两侧颈总动脉鞘内分离出两侧迷走神经，在神经下方各穿一细丝线备用。

手术完毕后，用温热生理盐水纱布覆盖于颈部手术伤口部位。

3. 实验装置与生物信号采集处理系统连接

（1）固定好呼吸换能器，把换能器插头插入生物信号采集处理系统相应的通道输入，换能器另一端与气管插管一侧相连。

（2）打开外置仪器电源，启动计算机，鼠标双击系统软件图标进入系统环境。

（3）鼠标点开显示屏上端的"实验"菜单，然后单击"呼吸"栏目中的"呼吸运动调节"项，调整好实验参数，系统即进入示波状态。

4. 观察项目

（1）描记正常呼吸运动曲线。

（2）增加吸入气中 CO_2 浓度：将装有 CO_2 的球胆皮管口移近气管插管的侧管，相距约 1cm，打开球胆的皮管夹，使 CO_2 随吸气进入气管，观察 CO_2 对呼吸运动的影响。待呼吸运动变化明显时去掉 CO_2 球胆。

（3）缺氧：将气管插管的一侧管与装有 N_2 的球胆相连，使家兔呼吸球胆中的 N_2，造成缺氧，观察呼吸运动的变化。待呼吸运动变化明显时去掉 N_2 球胆。

（4）增大无效腔：把 50cm 长的橡皮管连在气管插管的一侧管上，家兔通过此橡皮管进行呼吸。观察呼吸运动的变化。

（5）增加血液酸度：耳缘静脉注入 3%乳酸溶液 2ml，观察呼吸运动变化。

（6）切断迷走神经：记录一段正常呼吸运动曲线后，先切断一侧迷走神经，观察呼吸运动的变化。稍后再切断另一侧迷走神经，观察呼吸运动的变化。

【结果记录方式】

1. 对记录的实验结果进行剪辑和打印。

2. 将实验结果填入表 4-12。

表 4-12 各种因素对呼吸运动的影响

观察项目	呼吸运动变化
正常呼吸运动	
增加吸入气中 CO_2 浓度	
缺氧	
增大无效腔	
静脉注入 3%乳酸溶液	
切断一侧迷走神经	
切断另一侧迷走神经	

【注意事项】

1. 在家兔的耳缘静脉注射乳酸溶液时速度要慢，总量不可超过 2ml，以防动物挣扎或酸中毒死亡。

2. 吸 CO_2 流速不宜过快，以免直接影响呼吸运动，造成假象，干扰实验结果。

3. 当呼吸运动出现明显变化后，应立即终止作用因素，以恢复正常呼吸。

4. 所描记的各项呼吸曲线前后均要有正常的对照曲线。

【思考题】

1. 说明血中 CO_2 增加、缺氧及 H^+ 浓度增加对呼吸运动的影响及机制。

2. 解释增大无效腔后引起呼吸运动变化的原因。

3. 切断双侧迷走神经后呼吸运动发生了什么变化？为什么？

【知识拓展】 运动时，呼吸运动和血液循环都发生一系列变化以适应代谢增强的需要。运动时呼吸运动的变化为呼吸加深加快，肺通气量增加，其增加的程度在一定范围内随运动量的增大而增加，潮气量可从安静时的 500ml 增加到 2000ml，呼吸频率可从 12～18 次/分增加到 40～60 次/分，肺通气量可达 100L/min 以上，氧的摄入量和 CO_2 排出量也都相应增加。

运动时肺通气量的增加和运动停止后肺通气量的恢复有一个特殊过程。运动开始时，肺通气量先骤然升高，继而进一步缓慢升高；运动停止时，肺通气量先骤然降低，继而缓慢下降，最后恢复到运动前的水平。

运动开始时肺通气量的骤升与条件反射有关，是在运动锻炼过程中形成的。如果仅仅给予运动暗示，受试者虽未开始运动，也可出现肺通气量增大的反应，而且反应程度与受试者过去的经验、精神状态、所处场景等因素有关。此外，运动开始后，来自肌肉、肌腱、关节等本体感受器的传入冲动也可反射性地兴奋呼吸，引起肺通气量急剧增加。

在运动过程中，肺通气量的增加除了与上述因素有关外，还与化学反射性调节有关。进行中等程度运动时，血液 pH、PCO_2 和 PO_2 的波动幅度随运动的增强而增大（但平均值相对稳定），此时通过化学感受性反射使肺通气量增加。剧烈运动时，血液 pH 降低、PCO_2 升高、PO_2 下降，这些变化可通过化学感受性反射使肺通气量进一步增加。此外，运动时血浆中 K^+ 浓度升高，K^+ 可刺激外周化学感受器使肺通气量增加。

运动停止后，肺通气量并不立即恢复到安静水平。这是因为运动时机体耗氧量增加，而氧的供应相对不足，欠下了"氧债"，运动停止后有一个偿还过程。此时引起肺通气量增加的刺激因素是乳酸血症引起的 H^+ 浓度升高。

（大连大学 嵇志红）

实验七 胸膜腔负压与气胸的观察

【目的】 观察呼吸周期中胸膜腔负压的存在及其变动的影响因素；观察人工造成气胸后，胸膜腔负压的消失和肺的回缩。

【原理】 胸膜腔是一个密闭的腔隙，其内的压力称为胸膜腔内压。平静呼吸时，胸膜腔内压随呼吸运动而发生周期性变化，表现为吸气时负压增大，呼气时负压减小，但始终低于大气压，故称为胸膜腔负压或胸内负压。

胸膜腔负压使肺维持于扩张状态。任何原因使胸膜腔密闭状态破坏造成气胸时，胸膜腔负压便减小或消失，肺泡亦因其本身存在的回缩力而回缩塌陷。

【动物】 家兔，2.5～3.0kg，雌、雄兼用。

【试剂/药品】 20%氨基甲酸乙酯溶液、生理盐水。

【器材】 兔手术台、兔手术器械一套、胸内插管或 14 号粗注射针头、水检压计、橡皮管、20ml 注射器、针头等。

【方法与步骤】

1. 动物的麻醉、固定和气管插管步骤同第四章实验六。

2. 将 14 号注射针头经橡皮管与水检压计相连。插入胸膜腔之前，需将针头尖部磨钝，并检查针孔是否通畅，连接处是否漏气。检压计的液体略加红墨水，以利于观察液面波动，并使液面与刻度"0"相平。调整好检压计的高度，使刻度"0"与胸膜腔在同一水平。

3. 剪去家兔右侧腋部的毛，在右腋前线第 4、5 肋间做一长约 2cm 的皮肤水平切口，然后将针头沿肋骨上缘斜插入胸膜腔，当看到检压计内的红色水柱向胸膜腔一侧升高，而另一侧下降并随呼吸运动而上下移动时，说明针头已经进入胸膜腔内，应停止进行，并用胶布将针头固定于这一位置。

4. 观察项目

（1）观察平静状态下吸气和呼气时的胸膜腔负压数值。

（2）加强呼吸运动对胸膜腔负压的影响：将气管插管一侧接一短橡皮管并予夹闭，另一侧接一长约 50cm 的橡皮管以增大无效腔，使呼吸加深加快。读出此时胸膜腔内压的数值，并与平静呼吸时的胸膜腔负压值进行比较。

（3）憋气：在吸气或呼气末，分别用手堵住气管插管，此时动物虽用力呼吸，但不能吸入或呼出气体，处于用力憋气状态，观察此时胸膜腔内压力的变化。

（4）造成气胸：拔开与水检压计相连的橡皮管，使插入胸膜腔的插管或针通过橡皮管直接与大气相通而形成气胸。再将橡皮管与水检压计相连接，观察胸膜腔内压力的变化。同时打开腹腔，通过膈肌直接观察肺组织是否回缩。

（5）抽出胸膜腔内气体观察胸膜腔负压的恢复：拔去与水检压计相连的橡皮管，将注射器连接在橡皮管上，抽取胸膜腔内的气体，再用夹子夹闭橡皮管，重新将橡皮管连于水检压计上，打开夹子，观察胸膜腔负压是否恢复。

【结果记录方式】 将记录结果填入表 4-13。

表 4-13 不同实验条件下呼吸运动对胸膜腔内压的影响

呼吸时相	胸膜腔内压数值（cmH_2O）				
	观察项目（1）	观察项目（2）	观察项目（3）	观察项目（4）	观察项目（5）
吸气					
呼气					

【注意事项】

1. 穿刺时不宜过猛过深，以免刺伤肺组织和血管，形成气胸和出血（为防止气胸，可在穿刺前先切开皮肤，然后再将针头来回旋转慢慢刺入胸膜腔）。

2. 如穿刺针头被软组织堵塞（针头已刺入胸膜腔，但检压计液面不波动），轻轻挤压橡皮管或轻轻移动针头，改变针头方向，但要注意避免损坏肺脏。

3. 如已形成气胸，可迅速封闭漏气的侧口，并用注射器抽出胸膜腔内气体，此时胸膜腔内压可重新呈现负值。

【思考题】

1. 平静呼吸时，胸膜腔内压为何始终低于大气压？

2. 憋气时，胸膜腔内压有何变化？

3. 形成气胸时，胸膜腔内压有何变化？为什么？

【知识拓展】 胸膜腔内压可采用直接法或间接法进行测量。直接法即本实验中介绍的将与检压计相连接的注射针头刺入胸膜腔内，直接测定胸膜腔内压，其缺点是有刺破胸膜脏层和肺的危险。间接法是让受试者吞下带有薄壁气囊的导管至下胸段食管内，测量食管内压。因为食管位于胸腔内，且其壁薄而软，呼吸过程中食管内压的变化在数值上与胸膜腔内压的变化基本一致，所以可用食管内压的变化间接反映胸膜腔内压的变化。

（大连大学 孙 莉，大连医科大学 徐 静）

实验八 大脑皮质运动功能定位

【目的】 观察大脑皮质运动区的功能定位及皮质对躯体运动的调节作用。

【原理】 大脑皮质运动区是调节躯体运动功能的高级中枢，为高等哺乳动物所特有。刺激大脑皮质一定部位能引起相应的肌肉或肌群收缩。实验中常用家兔观察大脑皮质的运动区。

【动物】 家兔，2.0～2.5kg，雌、雄兼用。

【试剂/药品】 20%氨基甲酸乙酯溶液、生理盐水、液体石蜡。

【器材】 兔手术器械一套、兔手术台、兔头夹、骨钻、咬骨钳、刺激器、刺激电极、骨蜡（或明胶海绵）、棉花、纱布等。

【方法与步骤】

1. 麻醉和固定 将家兔用 20%氨基甲酸乙酯溶液 0.8～1.0g/kg 由耳缘静脉注射麻醉后，仰卧位固定于兔手术台上。

2. 气管插管 同第四章实验六。

3. 开颅 将家兔改为俯卧位固定。托家兔头部剪去头顶的被毛，由眉弓间至枕部的正中线处切开皮肤，用刀柄剥离并刮净颅骨上的肌肉。如骨面渗血即用棉球压迫止血。用骨钻在顶骨的一侧钻孔，控制钻孔深度至钻透顶骨但不伤硬脑膜为宜。用咬骨钳从顶骨孔开始扩大骨创，但保留中缝（矢状缝）处颅骨以防损伤血管。在扩大骨创时，骨创面如有出血，可用骨蜡止血。开颅至该侧脑表面硬脑膜暴露，然后用小镊子轻轻夹起硬脑膜并仔细剪开，暴露该侧大脑皮质。用温热生理盐水浸过的棉花覆盖脑的表面或滴上几滴液体石蜡以防脑表面干燥。

4. 观察 放松家兔的四肢。用刺激电极的一个输出端固定在头皮下作无关电极，用另一输出端连一针形电极作刺激电极，刺激暴露侧大脑皮质各个部位，观察躯体肌肉对刺激的反应，并在事先画好的家兔大脑皮质轮廓图上记录能引起躯体反应的刺激区（图 4-6）。刺激参数如下：

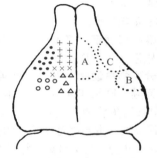

图 4-6 家兔皮质的刺激效应区
×前肢和后肢；＋颜面肌和下颌；●下颌；○头；△前肢
A. 中央后区；B. 脑岛区；C. 下颌运动区

刺激强度：先用电极刺激皮下肌肉，确定引起肌肉收缩的最小刺激强度，以该强度为参考调整即可。

刺激波宽：0.1～0.2ms。

刺激频率：20～100Hz，持续 5～10s。

每次刺激后休息 1～2min。

【结果记录方式】 将实验结果填入表 4-14。

表 4-14 刺激大脑皮质不同区域引起的躯体反应

观察项目	躯体反应
刺激×区	
刺激＋区	
刺激●区	
刺激○区	
刺激△区	

【注意事项】

1. 麻醉不宜过深，否则影响实验效果。

2. 两电极尽可能靠近。

3. 刺激不宜过强，以刚能引起肌肉收缩的强度为宜。

4. 刺激持续时间不宜过短，因刺激大脑皮质引起的骨骼肌收缩潜伏期较长。

【思考题】

1. 大脑皮质运动区有哪些功能特征？

2. 为什么电刺激大脑皮质引起的肢体运动往往有左右交叉的现象？

（大连大学 王 君，大连医科大学 徐 静）

实验九 去大脑僵直

【目的】 学习去大脑手术方法；观察去大脑僵直现象，以了解脑干在姿势反射中的作用。

【原理】 从中脑四叠体的前、后丘之间切断脑干的动物，称为去大脑动物。去大脑动物出现伸肌肌紧张增强的现象称为去大脑僵直。正常动物伸肌肌紧张受中枢神经系统易化和抑制两方面的调节，能保持适度肌紧张，维持机体的正常姿势。去大脑动物则因削弱了中枢对肌紧张的抑制作用，使其易化作用相对加强，从而表现为颈肌强直、四肢僵直、仰头、举尾等去大脑僵直现象。

【动物】 家兔，2.5～3.0kg，雌、雄兼用。

【试剂/药品】 20%氨基甲酸乙酯溶液。

【器材】 兔手术器械一套、兔手术台、颅骨钻、咬骨钳、竹片刀、兔头夹、动脉夹、骨蜡（或明胶海绵）等。

【方法与步骤】

1. 麻醉与固定 将家兔用20%氨基甲酸乙酯溶液按0.5～0.8g/kg体重由耳缘静脉注射麻醉后，仰卧位固定于兔手术台上。

2. 分离颈总动脉 同第四章实验五。

3. 开颅 同第四章实验八。但暴露一侧脑表面后暂不剪开硬脑膜，继续暴露另一侧脑表面。当开颅骨创接近矢状缝和枕骨时，先用手术刀的钝端小心地伸进骨创下，沿正中线将硬脑膜从骨下剥离。然后将咬骨钳伸进骨创咬除颅骨直至暴露矢状窦，将矢状窦前、后血管各穿线结扎以防矢状窦大出血导致动物死亡。继续使用咬骨钳除去另一侧颅骨，直到暴露整个脑表面及大脑之间的脑沟。

4. 去大脑并观察 先夹闭或结扎两侧颈总动脉（视出血情况决定）。小心剥离和剪去硬脑膜。用刀柄轻轻将大脑后缘向嘴侧掀开，观察大、小脑之间的中脑上、下丘。用竹刀或手术刀刀柄在上、下丘之间切向脑底，并向两侧横切，务必使脑干横断（图4-7）。也可不暴露上、下丘，在大脑半球后缘前1～2mm处直进刀至颅底，向左右拨动，切断脑干（操作时左手握家兔头，使家兔下颌与手术台夹角呈50°左右）。

将家兔四肢松开，去掉头夹，使其侧卧于兔手术台上。如切断正确，则数分钟后即可观察到颈背肌肉和四肢伸肌张力增加，家兔头后仰，四肢僵直，尾上举，呈角弓反张的僵直状态。

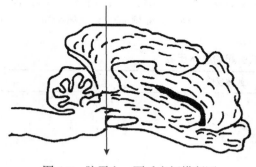

图4-7 脑干上、下丘之间横断图

【结果记录方式】 将实验结果填入表4-15。

表4-15 去大脑僵直的肌张力变化及表现

观察项目	肌张力变化及表现
颈背肌	
四肢肌	

【注意事项】

1. 麻醉不能过深。

2. 如果横切部位过高而不出现去大脑僵直时，可将竹刀向尾侧倾斜补切一刀。但补切部位不能过低，否则可能伤及延髓呼吸中枢而引起动物死亡。

【思考题】

1. 去大脑僵直的机制是什么？

2. 按发生机制，去大脑僵直分为几种类型？异同点分别是什么？

【知识拓展】　临床观察到人类在中脑疾病时可出现去大脑僵直现象，表现为头后仰，上、下肢均僵硬伸直，上臂内旋，手指屈曲，往往提示病变已严重侵犯脑干。人类小脑占位性病变压迫脑干也可出现去大脑僵直状态，表现为四肢僵直、角弓反张、神志不清，称为小脑发作。临床还观察到当患者颅内蝶鞍上囊肿引起皮质与皮质下结构失去联系时，可出现明显的下肢伸肌僵直及上肢的半屈状态，是抗重力肌紧张增强的表现，称为去皮质僵直。

（大连大学　王　君，大连医科大学　徐　静）

实验十　损毁小鼠一侧小脑的观察

【目的】　观察破坏一侧小脑所引起的肌张力、随意运动的变化及平衡的失调，从而了解小脑对躯体运动的调节作用。

【原理】　小脑是躯体运动的重要调节中枢，参与调节骨骼肌张力、协调随意运动和维持躯体平衡。它通过抑制伸肌的过度活动使动作协调达到平衡维持。本实验观察毁坏动物一侧小脑后，其姿势的不平衡及肢体的屈伸和肌肉紧张度的变化。

【动物】　小鼠，18～25g，雌、雄兼用。

【试剂/药品】　乙醚。

【器材】　手术剪、镊子、解剖针、鼠手术台、青霉素空瓶、小塑料管、棉花等。

【方法与步骤】

1. **麻醉**　先观察小鼠的正常活动情况，然后在青霉素空瓶中加入棉花，滴入乙醚，将瓶口套在小鼠嘴部使其麻醉。待动物呼吸变深变慢，骨骼肌松弛且不再有随意运动时，将其取出，俯卧位缚于鼠手术台上。

2. **剪毛**　剪去小鼠两耳间毛，用湿纱布擦净。

3. **暴露顶间骨**　沿头正中线切开头皮直达耳后部，以左手拇指、示指捏住头部两侧，用棉花将颅顶部一层薄的肌肉往后推压分离，使覆盖在小脑外面的顶间骨更多地暴露出来。通过透明的颅骨可以看到小脑的位置。用棉花随时止血并擦净伤口。

4. **损毁一侧小脑**　实验者左手捏住小鼠头部，右手持大头针尽量远离中线处穿透一侧顶间骨，进针约 2mm，前后搅动损毁小脑。为防止穿刺过深，可事先在针外面套一小段塑料管，并将针尖露出 3mm 左右。将针取出，以棉球压迫止血（图 4-8）。

5. **观察**　当小鼠苏醒后，观察其活动，注意其姿势的不平衡及肢体的屈伸和肌肉的紧张度。

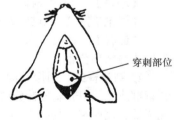

穿刺部位

图 4-8　损毁小鼠小脑位置图

【结果记录方式】 将实验结果填入表 4-16。

表 4-16 损毁小鼠一侧小脑后躯体运动的变化

观察项目	躯体运动变化
姿势是否平衡	
肢体的屈伸、肌紧张	
运动的协调性	

【注意事项】

1. 手术过程中，如动物苏醒挣扎，可随时再用乙醚麻醉，但要注意呼吸反应，因小鼠极易由于麻醉过度而死亡。

2. 左手捏动物头部时不能用力过大，否则易造成颈椎脱臼而死亡。分离肌肉时也不能过分用力，以免损伤过多肌肉。

【思考题】

1. 从功能上可将小脑分为几部分？各部分的主要功能是什么？

2. 脊髓小脑损伤后有时出现意向性震颤，意向性震颤的主要表现有哪些？

【知识拓展】 小脑病变最主要的症状为共济失调。小脑本身、小脑脚的传入或传出纤维的病变均可产生小脑性共济失调。主要表现为协调运动障碍，可伴有肌张力减低、眼球运动障碍及言语障碍。具体表现有站立不稳、步态蹒跚、行走时两腿分开；辨距不良（动作易超过目标）、意向性震颤（动作越接近目标时震颤越明显）；对精细运动的协调障碍（如书写时字迹越来越大、各笔画不均）等。

（大连大学 王 君）

实验十一 反射弧分析

【目的】 分析反射弧的组成，探讨反射弧的完整性与反射活动的关系。

【原理】 在中枢神经系统参与下，机体对内、外环境变化所做出的规律性应答称为反射。反射活动的结构基础是反射弧，它包括感受器、传入神经纤维、神经中枢、传出神经纤维和效应器五部分。反射弧中任何一个部分的解剖结构和生理功能完整性受到破坏，反射活动均无法完成。

【动物】 蟾蜍或蛙。

【试剂/药品】 0.5%硫酸溶液，1%硫酸溶液。

【器材】 蛙类手术器械一套、蛙板、铁支架、肌夹、棉球、纱布、滤纸片、培养皿、烧杯等。

【方法与步骤】

1. 制备脊蛙 用探针彻底捣毁蛙脑部，保留脊髓。将脊蛙俯卧位固定在蛙板上，剪开左侧大腿背部皮肤。用玻璃分针分离股二头肌和半膜肌，暴露坐骨神经并在神经下穿一条丝线备用。手术完毕后，用肌夹夹住蛙下颌，将蛙悬挂在铁支架上。

2. 观察项目

（1）用浸过0.5%硫酸溶液的滤纸片贴在蛙的右后趾端，观察该侧后肢反应，如发生反应，立即用清水（盛烧杯中）洗去硫酸液，用纱布擦干水（下同）。

（2）在右踝关节上方皮肤处做一环状切口，将其足趾皮肤剥掉。稍停后，将0.5%硫酸滤纸片贴在其裸露的趾端，观察该侧后肢反应。

（3）将1%硫酸滤纸片贴在下腹部，观察两后肢反应。

（4）剪断左侧坐骨神经，重复（3）。

（5）将1%硫酸滤纸片贴在右后肢皮肤上，观察该侧后肢反应。

（6）用探针捣毁脊髓，重复（5）后，再重复（3）。

【结果记录方式】　将实验结果填入表4-17。

表 4-17　硫酸刺激引起的蛙后肢反应

观察项目	两后肢反应
用0.5%硫酸溶液刺激右后趾	
剥掉右后趾皮肤后重复该项刺激	
用1%硫酸溶液刺激下腹部	
剪断坐骨神经后重复该项刺激	
捣毁脊髓后再重复该项刺激	
用1%硫酸溶液刺激右后肢	
捣毁脊髓后重复该项刺激	

【注意事项】

1. 捣毁脑部时不可伤及脊髓，以免破坏脊髓反射中枢。

2. 为保护蛙皮肤，硫酸刺激限制在数秒内，刺激后立即用清水洗去并擦干。

【思考题】

1. 剥去趾关节以下皮肤，若不出现原有反应，分析原因。

2. 比较剪断坐骨神经前后的实验现象，分析蛙对硫酸刺激的反应。

（大连大学　王　君）

实验十二　药物作用的影响因素

一、药物剂量对药物作用的影响

【目的】　观察不同药物剂量的药物作用效果。

【原理】　在一定范围内药物剂量与药物作用的强度成正比，但超过一定范围则可发生中毒。本实验使用同一种药物，采用不同的给药剂量，观察药物作用的不同。

【动物】　小鼠，18～22g，雌、雄兼用。

【试剂/药品】　2%苯甲酸钠咖啡因溶液。

【器材】　天平、注射器（2ml）、大烧杯等。

【方法与步骤】

1. 取体重相近的小鼠2只，称重后标号，观察各小鼠的正常活动情况。

2. 给1号小鼠腹腔注射2%苯甲酸钠咖啡因溶液0.2ml/10g，2号小鼠腹腔注射2%苯甲酸钠咖啡因溶液0.5ml/10g。

3. 给药后将小鼠分别置于大烧杯中，观察各鼠活动情况有何变化（有无兴奋、竖尾、惊厥、死亡等现象），并记录。

【结果记录方式】　将实验结果填入表 4-18。

表 4-18　苯甲酸钠咖啡因不同给药剂量时小鼠的反应情况

鼠号	体重（g）	2%苯甲酸钠咖啡因剂量（ml）	小鼠反应情况	
			给药前	给药后
1				
2				

【注意事项】

1. 准确控制给药剂量。

2. 观察期间应避免刺激小鼠。

【思考题】

1. 了解药物剂量与药物作用的关系及其临床意义。

2. 苯甲酸钠咖啡因的主要作用机制是什么？

【知识拓展】　药物效应与剂量在一定范围内成比例，这就是量效关系。在一定范围内随着药物剂量的增加，效应也增加，当效应增加到一定程度后，若继续增加药物剂量则效应不再继续增强，反而可能引起毒性反应。因此，在用药时要适当控制好用药剂量，以防用药剂量过少起不到作用，或药物剂量过多出现毒性反应的现象。

二、给药途径对药物作用的影响

【目的】　观察不同给药途径对药物作用的影响。

【原理】　药物的给药途径不同可影响药物作用的快慢、强弱及效应维持时间，有时甚至会产生不同的作用，即药物作用性质发生改变。本实验使用同一种药物，采用两种给药途径，观察药物作用的不同。

【动物】　小鼠，18～22g，雌、雄兼用。

【试剂/药品】　10%硫酸镁溶液。

【器材】　天平、注射器（1ml）、灌胃器（1ml）、大烧杯。

【方法与步骤】

1. 取体重相近小鼠 2 只，称重，标号。观察记录小鼠的正常活动、呼吸和粪便情况。

2. 给 1 号小鼠肌内注射 10%硫酸镁溶液 0.2ml/10g，2 号小鼠以相同剂量 10%硫酸镁溶液灌胃。

3. 给药后观察 2 只小鼠的活动情况、呼吸和粪便情况，分别与给药前比较，同时比较两鼠反应有何不同，并记录。

【结果记录方式】　将实验结果填入表 4-19。

表 4-19　硫酸镁不同途径给药后小鼠的反应情况

鼠号	体重（g）	10%硫酸镁剂量（ml）	给药途径	小鼠反应情况	
				给药前	给药后
1					
2					

【注意事项】

1. 给药剂量要准确。

2. 给药方法要正确，尤其要注意小鼠的灌胃给药。

【思考题】

1. 了解给药途径与药物作用的关系及临床意义。

2. 分析硫酸镁肌内注射后产生作用的机制。

【知识拓展】 药物吸收速度的快慢及吸收数量的多少直接影响药物的起效时间与药物作用强度。给药途径是决定药物起效时间及作用强度的重要因素之一。给药途径不同，则药物吸收速度不同，其吸收速度快慢顺序是：腹腔注射＞吸入＞舌下＞直肠＞肌内注射＞皮下注射＞口服＞皮肤。给药途径不同，药物吸收程度也不同，由此使药物作用强度不同，其吸收程度是：吸入、舌下、直肠、肌内注射较为完全，口服次之，皮下注射较差，皮肤表面吸收程度最差，只有脂溶性特别高的药物才能通过皮肤表面被较好地吸收。

（大连大学 罗学娅）

实验十三 药物半数致死量的测定

【目的】 通过本实验初步掌握测定药物半数致死量（LD_{50}）的原理、方法和计算过程；掌握LD_{50}的意义。

【原理】 本实验根据改良寇氏法，将粗略获得的动物最大不致死量（LD_0）及最小致死量（LD_{100}）的剂量范围按等比级数分为若干组，从而根据各组动物死亡的比率来计算LD_{50}。

【动物】 小鼠，18～22g，雄、雌各半。

【试剂/药品】 2%盐酸普鲁卡因溶液。

【器材】 鼠笼、1ml注射器、量筒、天平、计算器等。

【方法与步骤】

1. 预实验 用少量动物，拉大组距，找出LD_0和LD_{100}，目的是为了确定正式实验的剂量范围。具体方法：取动物数只，每组4只，根据文献资料或经验，按估计量给药，如出现4/4死亡时，下一组剂量降低，此时若出现3/4死亡，则上一组剂量即为LD_{100}，若出现2/4或1/4死亡，应考虑到4/4死亡剂量在正式实验时可能会出现死亡率低于70%的现象，因而可将4/4死亡剂量乘以1.4倍，作为LD_{100}。同法找出LD_0（本实验室预试参考值：LD_0约为150mg/kg，LD_{100}约为295mg/kg）。

2. 确定剂量分组方案 本实验组数（n）为6组，组间剂量之比值为公比r。可按下列公式求算r。

$$r = \sqrt[n]{b/a} \qquad (4-1)$$

式中，n为组数；b为LD_{100}剂量；a为LD_0剂量。

3. 确定各组小鼠给药剂量 各组剂量可根据下列等比数列求出。

$$a、ar、ar^2、ar^3 \cdots ar^{n-1} \qquad (4-2)$$

4. 配制等比系列盐酸普鲁卡因稀释溶液 根据各组的给药剂量，按每只小鼠给药容积为0.2ml/10g，计算出各组所需的盐酸普鲁卡因稀释溶液浓度。然后取2%盐酸普鲁卡因母液，按需进行稀释。

5. 动物分组 按随机原则，取体重相近的小鼠60只，分为6组，每组10只，雌、雄各半，且尽可能保证各组小鼠体重、性别分布均匀一致。

6. 各剂量组小鼠分别经腹腔注射不同浓度的药液，给药容积为0.2ml/10g。记录给药时间。

7. 观察小鼠给药后30min内的表现，有无躁动、抽搐、抑制、死亡等，并做好记录。

【结果记录方式】

1. 汇总全班实验结果填入表 4-20。

表 4-20　普鲁卡因半数致死量的测定结果

组别	药物剂量（mg/kg）	浓度（%）	动物数 n（只）	死亡数 F（只）	死亡率 P（F/n）
1					
2					
3					
4					
5					
6					

2. 根据表 4-20 中的实验结果按下列公式求算 LD_{50}。

$$LD_{50}\left(mg/kg\right)=\log^{-1}\left[X_{m}-i\left(\sum P-0.5\right)\right] \tag{4-3}$$

式中，X_{m} 为最大剂量的对数；i 为相邻两组的对数剂量之差；$\sum P$ 为各组动物死亡率总和（以小数表示）。

【注意事项】

1. 本实验为定量药物效应测定，精确性要求高，因而在实验过程的各个环节均要求准确无误。

2. 观察期间应避免对小鼠的刺激，以免引起惊厥，加速死亡。

3. 腹腔注射应选择小鼠左下腹，进针角度要正确，避免药物误入膀胱、肠腔或注入皮下，防止药液外漏。

【思考题】

1. 为保证本次实验的成功，在实验中应注意哪些问题？

2. 评价药物安全性的指标还有哪些？

【知识拓展】　LD_{50} 属于质反应的资料类型，其实验结果只有质的区别，无具体测量值，其数据是通过计数（即统计发生阳性反应的个数）而取得的，通常以百分率（%）或小数表示。LD_{50} 的测定方法较多，如目测概率单位法、Bliss 概率单位法、寇氏法（Karber 法）、序贯法等。

LD_{50} 常作为衡量药物急性毒性大小的重要指标，可为临床安全用药及药物监测提供参考依据。根据国家药品监督管理局规定，毒性实验是新药审评所必需的。急性毒性实验主要是探求药物的致死量，评估药物对人类的可能毒害，一般以整体动物为研究对象。另外，若从保护动物角度考虑，学生也可利用急性毒性虚拟实验软件进行 LD_{50} 测定的学习。

（大连大学　罗学娅　高清波）

实验十四　传出神经系统药物对家兔血压的影响

【目的】　观察某些传出神经系统药物对血压的影响，加深理解药物相互作用关系；根据血压的变化分析药物作用机制，掌握其临床意义。

【原理】　传出神经系统药物通过作用于心脏和血管平滑肌上相应的受体而产生心血管效应，使血压、心率和心肌收缩性发生相应变化。本实验以动物血压为指标，观察某些肾上腺素受体激动药、胆碱受体激动药与拮抗药对血压的作用，以及药物之间的相互作用，并分析药物作用机制。

【动物】　家兔，2.5kg 左右，雌、雄兼用。

【试剂/药品】　0.01%肾上腺素溶液、0.01%去甲肾上腺素溶液、1%麻黄碱溶液、0.000 1%乙酰胆碱溶液、0.1%阿托品溶液、20%氨基甲酸乙酯溶液、0.5%肝素溶液、生理盐水。

【器材】　计算机、压力换能器、生物信号采集处理系统、兔手术台、动脉插管、动脉夹、手术剪、眼科剪、眼科镊、止血钳、烧杯、双凹夹、螺旋夹、注射器（1ml、2ml、5ml、20ml）、纱布、手术丝线、棉花、手术灯、搪瓷盘、针头（5 号、7 号）等。

【方法与步骤】

1. 安装血压描记装置　接通计算机电源，将压力换能器与生物信号采集处理系统第 1 通道相接。打开计算机电源，进入"实验→循环→家兔动脉血压调节"页面后，点击"工具→零点偏移"，调整基线位置。动脉插管内充满肝素液。

2. 手术　取家兔 1 只，称重，用 20%氨基甲酸乙酯溶液 5～7ml/kg 腹腔注射麻醉。然后将家兔固定于兔手术台上。剪去颈部被毛，自颏部到胸骨上缘沿正中线切开颈部皮肤，切口长 5～7cm，分离组织，找出气管后，分离两侧肌肉，找出一侧颈总动脉，将其与伴行的迷走神经等分离。用丝线结扎颈总动脉远心端，然后用动脉夹夹住近心端，在线结与动脉夹之间向近心端剪一"V"形口，插入动脉插管，用线结扎，将动脉插管固定。慢慢放开动脉夹，此时即可在计算机屏幕相应通道上记录到动脉血压波形。描记一段正常血压曲线。

3. 给药及观察　依次经家兔耳缘静脉注入下列药物，每给一次药物后再注入少量生理盐水，以冲洗管内残留药物。观察每次给药后的血压变化，待血压恢复基本平稳后，再给下一种药物。

（1）0.01%肾上腺素溶液 0.1ml/kg。

（2）0.01%去甲肾上腺素溶液 0.1ml/kg。

（3）1%麻黄碱溶液 0.2ml/kg。

（4）0.000 1%乙酰胆碱溶液 0.1ml/kg。

（5）0.1%阿托品溶液每只 2ml，等待的 3min 后，再给下一种药物。

（6）0.000 1%乙酰胆碱溶液 0.1ml/kg。

【结果记录方式】　将记录到的血压曲线图进行剪辑、重构，并打印。

【注意事项】

1. 手术操作过程中应尽量减小创面，防止动物失血过多。

2. 颈总动脉远心端一定要用丝线结扎紧，动脉插管确保固定好后再松开动脉夹，否则易致出血。

3. 动脉插管内要充满肝素液，否则易致凝血，影响血压描记。

【思考题】

1. 实验中使用的三种拟肾上腺素药物的血压曲线有何异同？为什么？

2. 两次给予乙酰胆碱后，血压曲线有何不同？为什么？

【知识拓展】　盐酸麻黄碱及其制剂盐酸麻黄碱注射液、盐酸麻黄碱滴鼻液均是《中国药典》收载品种。麻黄碱及其制剂临床应用广泛，口服给药用于缓解支气管哮喘，复合麻醉给药可防治硬膜外麻醉引起的低血压，局部用药治疗急、慢性鼻炎及鼻出血等。但同时麻黄碱类又是制造甲基苯丙胺（冰毒）的原料，而冰毒是国际上滥用最严重的中枢兴奋剂之一，在体育竞技中，麻黄碱类药物也属于赛内禁用类物质。由于麻黄碱及其制剂具有药品和易制毒品的双重属性，除受到药品管理法规的约束外，还受到专项监管法规、药品类易制毒化学品和含兴奋剂药品等相关法规与文件的制约。加强管理的根本目标在于规范药品管理，防范医疗实践中的潜在风险，保障医疗需求和安全使用，杜绝乱用、滥用现象发生。

（大连大学　罗学娅　高清波）

实验十五　局部麻醉药物实验

一、普鲁卡因与丁卡因的表面麻醉作用比较

【目的】　比较普鲁卡因和丁卡因的表面麻醉作用强度与临床应用。

【原理】　局部麻醉药通过阻断 Na^+ 通道及神经冲动的传递而产生局部麻醉作用。每种局部麻醉药的特性不同，适用的局部麻醉方法也不同。本实验以眨眼反射为指标，观察比较普鲁卡因与丁卡因的穿透力及表面麻醉作用强度。

【动物】　家兔，2.0kg 左右，雌、雄兼用。

【试剂/药品】　1%盐酸丁卡因溶液（装入滴瓶）、1%盐酸普鲁卡因溶液（装入滴瓶）。

【器材】　兔固定器、剪刀等。

【方法与步骤】　取家兔 1 只，放入兔固定器内，剪去双眼睫毛，用家兔须触及角膜上、中、下、左、右 5 处不同点，测试正常角膜反射，全部阳性（即 5 次都眨眼）记为 5/5，全部阴性（即 5 次都不眨眼）记为 0/5，余类推。然后用拇指和示指将左眼下眼睑拉成杯状，并用中指压住鼻泪管，滴入 1%盐酸丁卡因溶液 3 滴，轻轻揉动下眼睑，使药液与角膜充分接触，并使药液存留 1min，然后任其溢流。同样方于右眼滴入 1%盐酸普鲁卡因溶液 3 滴，处理方法同左眼。滴药后 5min、10min、15min、20min、25min、30min 按上述方法分别测试左、右眼的角膜反射，比较两药麻醉作用强度有何不同。

【结果记录方式】　将实验结果填入表 4-21。

表 4-21　普鲁卡因与丁卡因对家兔角膜反射的影响

眼	药物及剂量	用药前眨眼反射	用药后眨眼反射（min）						麻醉作用
			5	10	15	20	25	30	
左	1%盐酸丁卡因溶液 3 滴								
右	1%盐酸普鲁卡因溶液 3 滴								

【注意事项】

1. 滴药时应压住鼻泪管，以防药液流入鼻泪管而被吸收引起中毒。
2. 刺激角膜的家兔须前、后应用同一根，刺激强度力求一致。
3. 刺激角膜时家兔须不可触及眼睑，以免影响实验结果。

【思考题】

1. 结合实验结果比较丁卡因和普鲁卡因的作用特点及临床应用。
2. 两药的表面麻醉作用有何不同？为什么？

【知识拓展】　盐酸达克罗宁胶浆为一种局部麻醉药新剂型。其主要成分达克罗宁的毒性低于丁卡因等同类麻醉药，具有穿透力强、作用快而持久的特点，对中枢影响小。适用于皮肤和黏膜麻醉，因其良好的麻醉、润滑作用和高度的安全性，在临床上广泛应用于上消化道内镜的检查、耳鼻喉内镜下检查和手术、全身麻醉患者气管插管前的喉头及气道黏膜麻醉和导管润滑等。

二、普鲁卡因与丁卡因的毒性比较

【目的】　比较普鲁卡因与丁卡因的毒性大小，并联系其临床应用。

【原理】　局部麻醉药从给药部位吸收入血以后，可引起中枢神经系统、心血管系统等不良反应，出现中毒症状，严重者可致死。本实验通过观察小鼠惊厥反应来比较普鲁卡因与丁卡因的毒性大小。

【动物】　小鼠，18～22g，雌、雄各半。

【试剂/药品】　1%盐酸丁卡因溶液、1%盐酸普鲁卡因溶液。

【器材】　天平、1ml 注射器、大烧杯等。

【方法与步骤】　取体重相近的小鼠 4 只，称重，标记。观察其正常活动后，1、2 号小鼠腹腔注射 1%盐酸普鲁卡因溶液 0.1ml/20g，3、4 号小鼠腹腔注射 1%盐酸丁卡因溶液 0.1ml/20g，观察各鼠的活动变化、发生惊厥的时间、惊厥的程度，比较两药的毒性大小。

【结果记录方式】　将实验结果填入表 4-22。

表 4-22　普鲁卡因与丁卡因毒性大小比较

鼠号	药物及剂量	用药后反应		毒性大小
		发生惊厥时间（min）	惊厥程度	
1	1%盐酸普鲁卡因溶液 0.1ml/20g			
2	1%盐酸普鲁卡因溶液 0.1ml/20g			
3	1%盐酸丁卡因溶液 0.1ml/20g			
4	1%盐酸丁卡因溶液 0.1ml/20g			

【注意事项】　观察期间应避免对小鼠刺激，以免影响实验结果。

【思考题】　丁卡因在临床上为什么不能用作浸润麻醉？

【知识拓展】　局部麻醉药起效迅速，可满足不同手术所需的麻醉时效，且在用药剂量有效、安全范围内全身毒性低，因此在临床上被相当广泛地使用。但近年来据国内研究报道，局部麻醉药在临床应用中可能出现的不良反应有神经症状、过敏性休克、变态反应、哮喘、高铁血红蛋白血症、血管神经性水肿、局限性白癜风、胸闷、口腔黏膜疱疹、瞳孔散大，甚至死亡等。因此，在局部麻醉药的使用过程中，除采取常规的注意措施外，还要密切观察患者的异常反应，如有发生应立即停药，并予以相应处置。

三、肾上腺素对普鲁卡因作用的影响

【目的】　观察肾上腺素对普鲁卡因作用的影响，并了解其临床意义。

【原理】　肾上腺素通过激动血管上的 α 受体，使血管收缩。当其与普鲁卡因同时使用时，即可延缓普鲁卡因的吸收，延长普鲁卡因的麻醉作用时间。本实验通过比较小鼠用药后反应的异同，来观察普鲁卡因的作用及肾上腺素对其作用的影响。

【动物】　小鼠，18～22g，雌、雄各半。

【试剂/药品】　4%盐酸普鲁卡因溶液，4%盐酸普鲁卡因含肾上腺素 1∶20 000 的混合液（取 0.1%盐酸肾上腺素溶液 0.2ml 加入 4%盐酸普鲁卡因溶液 100ml 中即得）。

【器材】　天平、1ml 注射器、大烧杯等。

【方法与步骤】　取小鼠 4 只，称重，标记，分组。观察其正常活动后，1、2 号小鼠皮下注射 4%盐酸普鲁卡因溶液 0.1ml/10g，3、4 号小鼠皮下注射 4%盐酸普鲁卡因含肾上腺素 1∶20 000 混合液 0.1ml/10g，给药后观察各鼠所发生的反应有何不同。

【结果记录方式】　将实验结果填入表 4-23。

表 4-23　肾上腺素对普鲁卡因作用的影响

鼠号	药物及剂量	用药后反应
1	4%盐酸普鲁卡因溶液 0.1ml/10g	
2	4%盐酸普鲁卡因溶液 0.1ml/10g	

续表

鼠号	药物及剂量	用药后反应
3	4%盐酸普鲁卡因与肾上腺素溶液 0.1ml/10g	
4	4%盐酸普鲁卡因与肾上腺素溶液 0.1ml/10g	

【注意事项】 皮下注射时针头刺入角度不宜大于45°，以免刺入肌层。

【思考题】

1. 普鲁卡因溶液中加入少量肾上腺素有何临床意义？

2. 预防局部麻醉药的毒性反应有哪些措施？

【知识拓展】 普鲁卡因又称为奴佛卡因，麻醉效果确切，毒副作用小，价格低廉。因其穿透性差，故不适用于表面麻醉。临床上常以2%盐酸普鲁卡因溶液用于神经阻滞麻醉，0.5%～1.0%等渗液用于浸润麻醉。一次用量以0.8～1.0g为限。注射药物前应回抽针管观察无回血，以免药物入血。为减慢吸收速度、减少中毒发生的可能，应适当加入肾上腺素。

（大连大学　罗学娅）

实验十六　药物的镇痛作用

一、热　板　法

【目的】 用小鼠热板法观察镇痛药的镇痛作用；了解疼痛动物模型的制备。

【原理】 通过热板对小鼠足部产生热刺激，从而使小鼠产生疼痛反应——舔后爪。通过测量小鼠的痛阈值（即小鼠从放到热板上至出现舔后爪的时间）来比较给药组与对照组小鼠痛阈值的差异，从而判定药物有无镇痛作用。

【动物】 小鼠，18～22g，雌性。

【试剂/药品】 0.1%盐酸吗啡溶液（或0.2%盐酸曲马多溶液或风湿马钱片混悬液）、生理盐水。

【器材】 智能热板仪、天平、鼠笼、1ml注射器、烧杯、镊子等。

【方法与步骤】

1. 热板仪调试

（1）温度设定：按一下"升温"按钮，温度显示屏内的数字闪动进入温度设定程序。这时再按动"升温"或"降温"按钮2s以上，调整到实验所需温度（55℃±0.2℃）后松开。设定完成后，显示窗内数字闪动5s后自动转换成显示当前温度，然后仪器进入自动升温阶段。在室温20℃的环境下，大约需要10min可升至55℃。温度达到设定值后即可开始实验。在升温过程中如需查看设定温度时只需按动一下"升温"或"降温"按钮，就可查看。

（2）时间显示和计时控制：时间显示的最小值为0.01s，最大值为99min59.99s，其显示方式为自动归零起始式，即每按动一次计时开关，时间从零开始计时直到再按动一次计时开关时才停止，并锁定数据，再次按动开关又从零开始计时，周而复始。该仪器的计时控制分为三种形式：①面板按钮，只要按动按钮就可计时；②脚踏开关，将配件脚踏开关的插头牢固地连接到后面的插座上，用脚踏开关即可完成控制；③手揿开关，该开关的插座与脚踏开关是同一个插座，插好就可实现计时控制。

2. 测定小鼠正常痛阈值 分别取小鼠置于热板上的玻璃罩内，记录每只小鼠的痛阈值。自小鼠放于热板上的玻璃罩内到出现舔后足为止，此段时间作为该鼠的痛阈值。一般将反应潜伏期小于5s、大于30s，或逃避、跳跃鼠均弃之不用。

将小鼠边挑选、边做标记。然后将挑选合格的小鼠再各测一次痛阈值（两次测试间隔不应小于

15min），以两次的均值作为该鼠给药前的正常痛阈值。

3. 分组实验 将挑选合格的小鼠 10 只称重，并随机分为两组。甲组为给药组，腹腔注射 0.1% 盐酸吗啡溶液 0.1ml/10g（或 0.2% 盐酸曲马多溶液 0.15ml/10g 或风湿马钱片混悬液 1.2mg/10g 灌胃给药，给药容量为 0.2ml/10g），记录时间；乙组为对照组，依实验所用药物不同腹腔注射等容量生理盐水（或灌胃等容量生理盐水），记录时间。

4. 测定给药后痛阈值 依次测定各小鼠给药后 15min、30min 痛阈值。凡 60s 内不舔后足者，应立即将其取出，以免烫伤。其痛阈值以 60s 计算。

【**结果记录方式**】

1. 将实验结果填入表 4-24。

表 4-24 镇痛药对小鼠痛阈值的影响

组别	鼠号	体重（g）	药物剂量（ml）	正常痛阈值（s）			给药后痛阈值（s）	
				第 1 次	第 2 次	均值	给药 15min 后	给药 30min 后
给药组								
对照组								

2. 将不同时间测得的给药组与对照组的各小鼠痛阈值分别取平均值后，利用下列公式计算给药后不同时间的痛阈提高百分率。

$$痛阈提高百分率（\%）=\frac{给药后15min（或30min）平均痛阈值-给药前平均痛阈值}{给药前平均痛阈值}\times100\% \quad (4-4)$$

3. 根据实验结果，用给药后 15min 或 30min 的数据将给药组与对照组的各鼠痛阈值差进行组间 t 检验（每组小鼠一般应保证有 10 只以上数据进行统计学处理。统计学处理也可用统计学软件进行）。

$$标准差 \quad s=\sqrt{\frac{\Sigma(x_1-\bar{x}_1)^2+\Sigma(x_2-\bar{x}_2)^2}{N_1+N_2-2}}$$

$$=\sqrt{\frac{\left[\sum x_1^2-\frac{\left(\sum x_1\right)^2}{N_1}\right]+\left[\sum x_2^2-\frac{\left(\sum x_2\right)^2}{N_2}\right]}{N_1+N_2-2}} \quad (4-5)$$

$$标准误 \quad S_{\overline{x_1-x_2}}=s\sqrt{\frac{N_1+N_2}{N_1N_2}} \quad (4-6)$$

$$t=\frac{|\bar{x}_1-\bar{x}_2|}{S_{\overline{x_1-x_2}}} \quad (4-7)$$

【**注意事项**】

1. 热板法个体差异大，实验动物均应预先筛选，疼痛反应在 30s 内为敏感鼠，可供实验用。

2. 小鼠应选雌性，因雄鼠遇热时阴囊松弛，易与热板接触而影响实验结果。

3. 用药后小鼠痛阈值超过 60s 者，应立即取出，防止烫伤足部而影响实验结果。

4. 室温以 20℃ 左右为宜，过低动物反应迟钝，过高则敏感。

二、扭 体 法

【**目的**】 用小鼠扭体法观察镇痛药的镇痛作用；了解常用的镇痛实验方法。

【原理】 将一定容积和浓度的化学刺激物质注入小鼠腹腔内，刺激腹膜引起炎性疼痛，而使小鼠产生"扭体反应"（腹部内凹、后肢伸张、臀部高起、躯体扭曲）。该反应在注射后 15min 内出现频率高，故以注射后 15min 内发生的扭体反应次数为疼痛定量指标。本实验通过比较给药组与对照组小鼠扭体反应次数来判断镇痛药的镇痛作用。

【动物】 小鼠，18～22g，雌、雄各半。

【试剂/药品】 0.1%盐酸吗啡溶液（或 0.2%盐酸曲马多溶液）、1%冰醋酸溶液、生理盐水。

【器材】 天平、1ml 注射器、烧杯、镊子、鼠笼等。

【方法与步骤】

1. 动物分组 取小鼠 10 只，称重，标记，随机分为两组，甲组为给药组，乙组为对照组。

2. 给药组小鼠腹腔注射 0.1%盐酸吗啡溶液 0.1ml/10g，记录时间。对照组小鼠腹腔注射生理盐水 0.1ml/10g，记录时间。给药后 20min，各组小鼠分别腹腔注射 1%冰醋酸溶液 0.1ml/10g，记录时间。

3. 观察并记录给冰醋酸后 15min 内每只小鼠的扭体反应次数（未出现扭体反应者记为 0 次）。

【结果记录方式】

1. 自行设计表格，将实验结果填入表格。

2. 计算疼痛抑制率，按下列公式计算镇痛药对小鼠扭体反应的抑制率，并评判药物镇痛效果。

$$疼痛抑制率(\%) = \frac{对照组扭体反应均数 - 给药组扭体反应均数}{对照组扭体反应均数} \times 100\% \qquad (4\text{-}8)$$

3. 根据实验结果，将各组小鼠给药后的扭体反应次数进行组间 t 检验（公式参见热板法相关内容），判断镇痛药的镇痛作用。

【注意事项】

1. 冰醋酸溶液宜现用现配，因存放过久会使其作用减弱。

2. 室温以 20℃左右为宜，温度较低或较高时，小鼠扭体反应次数减少甚或不出现扭体反应。

【思考题】

1. 影响热板法、扭体法测痛实验准确性的因素有哪些？

2. 所得实验结果与理论是否相符？如不符合请分析原因。

【知识拓展】 镇痛药的筛选需使用疼痛动物模型。任何形式的刺激达到一定强度，持续一定时间都可以对机体产生伤害，引起疼痛。在制备疼痛动物模型中使用的疼痛刺激种类很多，一般可分为物理性刺激（如热、电、机械等）和化学性刺激（如强酸、强碱、缓激肽、钾离子、前列腺素等）。动物实验的疼痛反应表现概括起来有反射性退缩、强行逃避行为（如跑动、跳跃）、逃避姿势、紧张恐惧表现（如嘶叫、翘尾、肌肉抽搐）、保护缓解性行为（如舔、咬、扭体、挣扎）等。因而常以上述一些表现为评定指标，研究药物的镇痛作用。

（大连大学 罗学娅 苗迎秋）

实验十七 可乐定的中枢降压作用

【目的】 学习脑室注射法；分析可乐定的药理作用部位。

【原理】 可乐定属于中枢性降压药，其降压机制主要是通过兴奋延髓背侧孤束核突触后膜的 α_2 受体，抑制交感神经中枢的传出冲动，使外周血管扩张，血压下降；也作用于延髓头端腹外侧区的咪唑啉受体（I_1 受体），使支配心血管系统的交感神经活性降低，外周血管阻力降低，从而产生降压作用。

【动物】 家兔，2.0～2.5kg，雌、雄兼用。

【试剂/药品】　20%氨基甲酸乙酯溶液、0.001%可乐定溶液、0.1%哌唑嗪溶液（α_1 受体阻滞药）、0.1%育亨宾溶液（α_2 受体阻滞药）、0.5%肝素溶液、生理盐水。

【器材】　生物信号采集处理系统、兔手术器械一套、兔手术台、压力换能器、铁支架、气管插管、动脉插管、颅骨钻、三通活塞、脑室注射器（0.5ml 或 1ml）、注射器（1ml、2ml、20ml）、纱布、脱脂棉、丝线等。

【方法与步骤】

1. 麻醉和固定　取家兔 1 只，称重，在耳缘静脉缓慢注入 20%氨基甲酸乙酯溶液 5ml/kg 进行麻醉。待麻醉充分后，将其仰卧位固定于兔手术台上。

2. 颈部手术　剪去颈部的被毛，用手术刀在颈部自甲状软骨下缘沿正中线做一长 5～7cm 的皮肤切口，分离皮下组织，暴露胸骨舌骨肌和胸锁乳突肌，钝性分离左、右胸骨舌骨肌后暴露气管，于喉头下 2cm 处，剪出一个倒"T"字形切口。如气管内有血液或分泌物，用眼科镊夹住小棉球进行擦拭，以免堵塞气道。选择适宜口径的气管插管由切口处向肺的方向插入气管内，用备用线扎牢，确保不会脱落。分离一侧胸骨舌骨肌和胸锁乳突肌之间的肌间沟，暴露颈总动脉血管鞘，分离出 3～4cm 长的颈总动脉，用丝线结扎颈总动脉远心端，然后用动脉夹夹住近心端，在线结与动脉夹之间向近心端剪一"V"形口，插入动脉插管，用线结扎，将动脉插管固定。连接生物信号采集处理系统，以备记录血压。

3. 头部手术　将家兔由仰卧位转为俯卧位，固定于兔手术台上，剪去头部被毛，在头部中间（家兔两外眼角连线的中心）用手术刀做约 3cm 的矢状切口。用刀柄刮去骨膜，暴露冠状缝，以冠状缝与矢状缝的交点为中心，在冠状缝上距该中心点 4mm 处左侧或右侧钻一直径为 1mm 的小孔，以备脑室注射用。颅骨钻孔深约 2mm，刚好钻透颅骨，且不伤及脑组织。钻好小孔后，用纱布盖好。

4. 待血压平稳后，记录一段正常血压曲线。

5. 在家兔耳缘静脉注射 0.001%可乐定溶液 1ml/kg，观察 10min，记录血压变化。

6. 侧脑室注射生理盐水 1ml/kg，观察并记录血压变化。

7. 侧脑室注射 0.001%可乐定溶液 1ml/kg，观察并记录血压变化。

8. 待出现降压作用后，侧脑室注射 0.1%哌唑嗪溶液 0.2ml/kg，观察并记录血压变化。

9. 在可乐定降压作用明显（约降低 30mmHg）后，在家兔耳缘静脉注射 0.1%育亨宾溶液 1ml/kg，观察并记录血压变化。

10. 待血压回升后，在侧脑室再次注射 0.001%可乐定溶液 1ml/kg，观察并记录血压变化。

【结果记录方式】　剪辑血压曲线，标记所给药物的名称并打印。

【注意事项】

1. 家兔由仰卧位转为俯卧位时，注意保护气管插管和动脉插管。

2. 颅骨钻孔必须在冠状缝上，脑室注射时进针深度为 9mm 左右。

【思考题】

1. 步骤 5、7 的结果有何不同，为什么？

2. 步骤 8、9、10 的结果说明了什么？

【知识拓展】　在动物实验中，常用实验性高血压模型有遗传性高血压、肾性高血压、神经性高血压、内分泌性高血压等，其中以遗传性高血压模型和肾性高血压模型应用较为广泛。

1. 遗传性高血压模型　主要有两大类：选择性近亲繁殖高血压模型和基因工程高血压模型。但由于目前基因工程高血压模型不能较好地模拟人类高血压且所需技术和实验要求高，所以较常用的模型主要为前者。选择性近亲繁殖高血压模型动物主要为大鼠，包括自发性高血压大鼠（SHR）、Dahl 盐敏感大鼠（DS）、米兰种高血压大鼠（MHS）、遗传性高血压大鼠（GH）、以色列种高血压大鼠（SBH）、里昂种高血压大鼠（LH）等。其中，SHR 是目前国内外公认的最接近人类原发性高血压的动物模型，是研究高血压病发病机制和筛选降压药物较理想的动物模型。

2. 肾性高血压模型 也称为肾动脉狭窄性高血压模型，常用动物是犬和大鼠。其原理是通过手术方法适当程度钳夹肾动脉，造成肾脏缺血，进而激活肾素-血管紧张素系统，引起血压升高。该模型具有以下特点：①其病理生理过程与人类高血压有许多相似之处；②手术操作简便；③形成的高血压模型比较稳定，对降压药物的反应与人类高血压相似。肾性高血压模型适用于抗高血压药物筛选和疗效评价。

（大连大学　李春实，延边大学　于海玲）

实验十八　药物的抗心律失常作用

一、利多卡因对氯化钡诱发心律失常的治疗作用

【目的】　学习用氯化钡诱发大鼠心律失常的模型制备方法；观察利多卡因对心律失常的治疗作用。

【原理】　氯化钡与 Ca^{2+} 有相似的作用。给哺乳动物注射氯化钡可产生室性期前收缩、室性心动过速，甚至心室颤动。其机制是由于其能促进心肌浦肯野纤维的 Na^+ 内流，抑制 K^+ 外流，促进 4 期自动除极，使心肌自律性增强，诱发心律失常。利多卡因对激活或失活状态的钠通道都有阻滞作用，可选择性作用于心室内浦肯野纤维，减少心肌细胞动作电位 4 期 Na^+ 内流及促进 K^+ 外流，减小 4 期自动除极速率，提高兴奋阈值，从而降低心室自律性，消除折返激动。

【动物】　大鼠，200～300g，雌、雄兼用。

【试剂/药品】　10%水合氯醛溶液、0.5%盐酸利多卡因溶液、0.8%氯化钡溶液、生理盐水。

【器材】　生物信号采集处理系统、大鼠手术台、大鼠手术器械一套、注射器（1ml、20ml）等。

【方法与步骤】

1. 取甲、乙 2 只大鼠，称重，标记。

2. 对两鼠分别腹腔注射 10%水合氯醛溶液 0.3g/kg 进行麻醉后，将大鼠仰卧位固定于大鼠手术台上。

3. 于大鼠一侧腹股沟扪及股动脉搏动处，顺其走行剪开皮肤约 2cm 长，暴露股静脉，插入与注射器相连的头皮静脉注射针头，以备给药。

4. 将针形电极插入大鼠四肢皮下，并与生物信号采集处理系统连接。

5. 打开生物信号采集处理系统，记录正常心电图。

6. 甲鼠静脉注射 0.8%氯化钡溶液 0.05ml/100g（4mg/kg），再推入生理盐水 0.1ml/100g。连续记录 30s 内的心电图，以后分别记录 1min、2min、4min、8min、10min 时的心电图，观察氯化钡所致的心律失常变化，以此鼠作为心律失常的模型对照。

7. 乙鼠以同样方法诱发心律失常。当出现心律失常心电图后，立即在股静脉注射 0.5%盐酸利多卡因溶液 0.1ml/100g（5mg/kg），按甲鼠时间要求描记心电图。以能否制止心律失常或心律失常持续时间的长短作为指标，与甲鼠对照。

8. 实验完毕，以全班实验结果进行组间 t 检验（计算公式参见第四章实验十六相关内容），判定利多卡因是否有抗心律失常作用。

【结果记录方式】　将实验结果填入表 4-25。

表 4-25　利多卡因对氯化钡诱发心律失常的治疗作用

组别	药物	鼠号	制止心律失常例数（只）	心律失常持续时间（s）
甲	生理盐水			
乙	利多卡因			

【注意事项】

1. 0.8%氯化钡溶液需新鲜配制，快速静脉注射，否则难以造成心律失常病理模型。多数动物在快速注射过程中或给药后 30s 内出现心律失常。

2. 利多卡因对于氯化钡所致的心律失常起效快，因此在静脉注射利多卡因过程中即应开始记录心电图，以便观察到心律失常转变的全过程。

3. 本实验中，麻醉药水合氯醛不能用戊巴比妥钠等代替，否则不易引起较平稳的心律失常。

【思考题】 利多卡因属于哪一类抗心律失常药？主要用于哪一类心律失常？

二、奎尼丁和普萘洛尔对乌头碱所致大鼠心律失常的保护作用

【目的】 学习乌头碱诱发大鼠心律失常的实验方法；观察奎尼丁和普萘洛尔的抗心律失常作用。

【原理】 乌头碱能持久激活心肌细胞的钠通道，使钠通道开放，加速心肌细胞 Na^+ 内流，促使细胞膜去极化，提高心房肌细胞、浦肯野纤维等快反应细胞的自律性，可形成多源性异位节律，缩短心肌不应期，引起室性及室上性异位节律和室性心动过速等心律失常，是一种经常用于诱发实验性心律失常模型的工具药。待测药物的抗心律失常效应可用心律失常出现时间的延迟或每 100g 动物输入乌头碱引起心律失常（室性期前收缩、室性心动过速、心室纤颤和心跳停止）的剂量作为结果的评价。

【动物】 大鼠，280～320g，雌、雄兼用。

【试剂/药品】 20%氨基甲酸乙酯溶液、0.1%硫酸奎尼丁溶液、0.002%盐酸普萘洛尔溶液、0.000 6%乌头碱溶液、生理盐水。

【器材】 生物信号采集处理系统、大鼠手术台、手术剪、止血钳、眼科镊、头皮注射针头、注射器等。

【方法与步骤】

1. 每个小组取大鼠 3 只，称重，分为甲、乙、丙 3 个组。

2. 每只大鼠分别用 20%氨基甲酸乙酯溶液 0.6ml/100g（1.2g/kg）行腹腔注射麻醉，将其仰卧位固定于大鼠手术台上。

3. 于大鼠一侧腹股沟部剪毛，沿股静脉走行剪开皮肤约 2cm，暴露股静脉，插入头皮针，以备给药。

4. 将针形电极插入大鼠四肢皮下，并与生物信号采集处理系统相连，以备记录心电图。

5. 开启生物信号采集处理系统，描记麻醉大鼠的一段Ⅱ导联正常心电图。

6. 从股静脉分别注入下述药物（2min 内注射完毕）：甲鼠，股静脉注射生理盐水 1ml/100g 作为对照；乙鼠，股静脉注射 0.1%硫酸奎尼丁溶液 1ml/100g；丙鼠，股静脉注射 0.002%盐酸普萘洛尔溶液 1ml/100g。

给药后 10min，分别给大鼠股静脉注射 0.000 6%乌头碱溶液 0.5ml/100g（30μg/kg），1min 内注射完毕。

7. 注射完乌头碱后开始计时，观察记录大鼠心电图的变化，比较各大鼠在注射药物后出现心律失常（包括室性期前收缩、室性心动过速、心室颤动等）的时间，即从注射完乌头碱至出现心律失常所需的时间。

8. 汇总全班实验结果，将给药组与对照组诱发心律失常时间进行组间 t 检验（计算公式参见第四章实验十六相关内容），以此判定药物有无抗心律失常作用。

【结果记录方式】 将全班实验结果填入表 4-26。

表 4-26 奎尼丁和普萘洛尔的抗心律失常作用

组别	药物	鼠号	大鼠诱发心律失常所需时间（min）
甲	生理盐水		
乙	硫酸奎尼丁		
丙	盐酸普萘洛尔		

【注意事项】

1. 乌头碱诱发生理盐水组大鼠心律失常所需时间一般为 2～3min。

2. 乌头碱常以游离生物碱的形式供应。配制溶液时，先用 0.1mol/L 盐酸溶液溶解，再加生理盐水稀释，最后用 1mol/L 氢氧化钠溶液调节 pH 至 6.0，置 4℃冰箱内保存，3 天内有效。

3. 乌头碱、奎尼丁及普萘洛尔等药物对心脏的作用强，给药时必须在规定时间内匀速注射完，否则将影响实验结果。

【思考题】

1. 奎尼丁、普萘洛尔分别属于哪一类抗心律失常药？

2. 上述两药在抗心律失常的临床应用方面与利多卡因有何不同？

【知识拓展】 常用抗心律失常药物研究模型介绍。心律失常主要是心动节律和频率异常，严重时可导致心脏泵血功能发生障碍，影响全身器官的供血，甚至危及生命。根据心律失常发生时的节律和频率变化特点，可分为快速性心律失常和缓慢性心律失常。

目前常用的诱发心律失常的方法如下：

1. 化学药物诱发心律失常。常用药物有氯仿、肾上腺素、乌头碱、强心苷、氯化钡、氯化钙、乙酰胆碱。

2. 电刺激诱发心律失常。

3. 结扎左冠状动脉前降支诱发心律失常。

4. 应激诱发心律失常。

5. 炎症介质诱发心律失常。

上述心律失常模型不能完全模拟人类心律失常，故进行抗心律失常药物研究时，常需要几种模型相互配合来阐明药物的作用机制。如某药对肾上腺素所致心律失常敏感，则作用机制可能为β受体阻滞剂；对氯化钡或氯化钙所致心律失常敏感，则可能为钙通道阻滞药。上述模型中，以结扎冠状动脉、静脉注射乌头碱所致大鼠心律失常较为稳定和持久，可用于实验治疗研究，其他模型多用于预防给药。

（大连大学 李春实）

实验十九 糖皮质激素对炎症的影响

【目的】 观察糖皮质激素的抗炎症作用；了解炎症动物模型的制备。

【原理】 二甲苯是一种有机溶剂，具有强烈的化学刺激性。将二甲苯涂于小鼠耳部，可致局部细胞损伤，使某些炎性物质如组胺、缓激肽等释放，引起局部毛细血管通透性增强，炎症细胞浸润，造成耳部急性渗出性炎性水肿病理模型。本实验利用二甲苯所致动物实验性炎症模型观察糖皮质激素的抗炎作用。根据致炎一侧耳与另一侧耳的重量差，可计算肿胀度。将给药组与对照组肿胀度进行统计学比较，可判断药物对炎症肿胀的抑制作用。

【动物】　小鼠，18～22g，雌、雄兼用。

【试剂/药品】　0.5%地塞米松溶液（或独活寄生丸）、二甲苯、苦味酸。

【器材】　电子分析天平、剪刀、镊子、注射器（1ml）、打孔器（直径9mm）、木槌、木板等。

【方法与步骤】

1. 取小鼠10只，编号并随机分为两组。给药组腹腔注射0.5%地塞米松溶液0.2ml/10g（或独活寄生丸混悬液46mg/10g灌胃给药，给药容量为0.2ml/10g），对照组依实验所用药物不同，或腹腔注射等容量生理盐水，或灌胃等容量生理盐水，记录给药时间。

2. 给药30min后，两组小鼠于左侧耳壳前后两面均匀涂二甲苯0.05ml致炎，并记录时间。另侧耳作对照。

3. 耳部致炎30min后，将小鼠颈椎脱臼法处死。沿耳廓基线剪下两耳，用打孔器于同一部位分别各打一个耳片，称重。

【结果记录方式】

1. 将实验结果填入表4-27。

表4-27　糖皮质激素对小鼠耳片重量的影响

组别	鼠号	体重（g）	药物剂量（ml）	耳片重量（g）		肿胀度（g）
				左侧	右侧	（左侧–右侧）
给药组						
对照组						

2. 将给药组与对照组的耳片肿胀度进行组间 t 检验，判断糖皮质激素有无抗炎作用，计算公式参见第四章实验十六相关内容。

【注意事项】

1. 小鼠致炎处理后勿拥挤堆放，以免二甲苯沾染小鼠其他部位。

2. 各鼠的耳片取材位置尽量一致。

【思考题】

1. 引起炎症的因素有哪些？本实验中的炎症动物模型是如何建立的？

2. 糖皮质激素的抗炎作用特点及应用如何？

【知识拓展】　炎症是临床常见症状，很多刺激物均能诱发炎症，如感染因子、抗原-抗体相互作用、缺血刺激、化学刺激、热刺激或机械损伤等。常用的抗炎实验炎症模型根据致炎性质的不同分为两大类：一类是非特异性炎症模型，使用的致炎因子有异性蛋白（如鸡蛋清）、颗粒性异物（如酵母、角叉菜胶、高岭土、棉球等）及某些化学物质（如松节油、二甲苯、甲醛等），其中角叉菜胶、二甲苯比较常用。另一类是免疫性炎症模型，包括细胞介导的超敏反应性炎症模型和免疫复合物介导的炎症模型。

（大连大学　罗学娅　苗迎秋）

实验二十　麻仁软胶囊对小鼠小肠推进作用的影响

【目的】　学习半固体营养糊法观察小肠推进作用的实验方法；观察麻仁软胶囊对小鼠小肠推进作用的影响。

【原理】　将混有黑色炭末的半固体营养糊给小鼠灌服，根据半固体营养糊在肠道的推进距离，评价小肠的推进作用。炭末不被肠道吸收，而其显著的黑色在剖腹后于肠道外即清楚可见，故可作为标志，测定规定时间内肠内容物在小肠内的推进速度。麻仁软胶囊为临床常用泻下中药，具有润肠通便之功效，临床用于肠燥便秘的治疗，有很好的疗效。

【动物】　小鼠，18～22g，雄性。

【试剂/药品】　麻仁软胶囊（每粒 0.6g）、半固体营养糊（羧甲基纤维素 2.5g、奶粉 4g、糖 2g、淀粉 2g，加 62.5ml 蒸馏水、1ml 碳素墨水，配成 75ml 约 75g 的糊状物）、苦味酸等。

【器材】　手术剪、眼科镊、直尺、注射器、小鼠灌胃器、烧杯、搪瓷盘、天平等。

【方法与步骤】

1. 分组与给药　取禁食 24h、体重相近的小鼠 10 只，随机分为对照组和给药组，每组 5 只，用苦味酸标记，称重。给药组小鼠灌胃麻仁软胶囊混悬液 1.2g/kg，给药容量为 0.2ml/10g，对照组小鼠灌胃等容量蒸馏水。

2. 处理与观察　给药 40min 后，两组小鼠均灌胃半固体营养糊，每只 0.8ml。灌胃 30min 后，颈椎脱白法处死小鼠，打开腹腔，剪取幽门至回盲部的肠管，置于托盘上。轻轻将小肠拉成直线，用直尺测量肠管长度作为"小肠全长"；从幽门至营养糊黑色前沿的距离作为"半固体营养糊在肠内推进距离"。取各组小鼠平均值，用公式计算半固体营养糊推进率。实验结束后，将给药组与对照组的实验数据进行组间 t 检验（计算公式参见第四章实验十六相关内容）。

$$推进率(\%) = \frac{半固体营养糊在肠内推进距离(cm)}{小肠全长(cm)} \times 100\% \qquad (4-9)$$

【结果记录方式】　将实验结果填入表 4-28。

表 4-28　麻仁软胶囊对小鼠小肠推进作用的影响

组别	鼠号	小肠全长（cm）	营养糊推进距离（cm）	推进率（%）
给药组				
对照组				

【注意事项】

1. 开始给药至处死动物时间必须准确，以免时间不同造成实验误差。

2. 剖取小肠操作应轻柔，避免牵拉，否则影响测量结果。

【思考题】

1. 麻仁软胶囊的主要成分及作用是什么？

2. 促进肠蠕动的常用中成药还有哪些？

（大连大学　李春实）

实验二十一　五加皮对小鼠腹腔毛细血管通透性的影响

【目的】　学习测定毛细血管通透性的实验方法；观察五加皮的抗炎作用。

【原理】　测定毛细血管通透性可用于评价药物对炎性物质引起的血管通透性增加的抑制作用。本实验采用低浓度醋酸作致炎因子，诱导毛细血管通透性升高，引起急性炎症反应。然后静脉注入染料伊文思蓝，该染料与血浆蛋白稳固结合，通过测定腹腔液中染料的漏出量可反映毛细血管的通透性。五加皮是临床常用的祛风湿药，有抗炎镇痛、免疫调节等作用。

【动物】　小鼠，18～22g，雄性。

【试剂/药品】　五加皮浸膏剂（醇提）、2%伊文思蓝溶液、0.6%醋酸溶液等。

【器材】　721 分光光度计、离心机、小鼠固定板、吸管、注射器（1ml、2ml）、试管、离心试管、手术剪、平镊、眼科镊、移液管（1ml、2ml、5ml）等。

【方法与步骤】　将 6 只小鼠随机分为给药组和对照组。给药组皮下注射五加皮浸膏剂 200mg/kg，对照组皮下注射同容积生理盐水。给药后 1h，尾静脉注射伊文思蓝，每只 0.1ml，同时腹腔注射 0.6%醋酸溶液，每只 0.2ml。20min 后，将小鼠断头处死，剪开腹腔，用 5ml 蒸馏水冲洗腹腔数次，用吸管吸取腹腔洗出液 5～6ml，1000r/min 离心 5min，取上清液利用 721 分光光度计于 590nm 处测定光密度值（OD）。实验结束后，将给药组与对照组的实验数据进行组间 t 检验（计算公式参见第四章实验十六相关内容）。

【结果记录方式】　将实验结果填入表 4-29。

表 4-29　五加皮对毛细血管通透性的影响

组别	鼠号	药物及剂量（mg/kg）	光密度值（OD）
给药组			
对照组			

【注意事项】

1. 从给药起至注射伊文思蓝的时间须准确掌握。
2. 要确保小鼠尾静脉注入的伊文思蓝量一致。
3. 冲洗腹腔时应避免液体外溢。

【思考题】　祛风湿药与现代药理的哪些作用有关（以此说明五加皮的祛风湿、止痹痛作用）？

【知识拓展】　浸膏剂是指用适宜的溶媒浸出药材的有效成分后，蒸去全部溶媒，浓缩成稠膏状或块状、粉状的浸出制剂。除另有规定外，每 1g 浸膏剂相当于原药材 2～5g。含有生物碱或含有确定的可以提出有效成分的浸膏剂皆需经过含量测定后用稀释剂调整至规定的规格标准。

浸膏剂按干湿程度不同分为稠浸膏剂和干浸膏剂两种。稠浸膏剂为半固体，具有黏性，含水量为 15%～20%；干浸膏剂含水量约为 5%。浸膏剂除少数直接用于临床外，一般用于配制其他制剂，如散剂、丸剂、片剂等。

浸膏剂不含或含少量溶剂，故有效成分较稳定。

（大连大学　杨　勇　李春实）

实验二十二　三七对家兔凝血酶原时间的影响

【目的】　学会凝血酶原时间测定方法（Quick 一步法）；观察三七注射液对凝血酶原时间的影响。

【原理】　在抗凝血浆中，加入足够量的组织凝血活酶（组织因子）及适量的钙离子，即可满足外源性凝血的全部条件，使凝血酶原变成凝血酶，后者使纤维蛋白原变成纤维蛋白，完成凝血过程。从加入钙离子到血浆凝固所需要的时间即称为血浆凝血酶原时间。血浆凝血酶原时间的长短反映了血浆中凝血酶原和因子Ⅴ、Ⅶ、Ⅹ的水平。三七可缩短血浆凝血酶原时间，证明三七凝血作用与影响外源性凝血系统中的凝血酶原等凝血因子有关。

【动物】　家兔，2.0～2.5kg，雌、雄兼用。

【试剂/药品】　三七注射液、3.8%枸橼酸钠溶液、家兔脑粉浸出液（凝血活酶）、0.025mol/L 氯化钙溶液、生理盐水等。

【器材】　注射器、离心管、试管（内径 8mm，长 10mm）、离心机、恒温水浴箱、秒表、棉球等。

【方法与步骤】 家兔 1 只，静脉取血 1.8ml，放入加有 3.8%枸橼酸钠溶液 0.2ml 的离心管内，混合后以 3000r/min 离心 10min，分离血浆备用。取试管 5 支，每管分别加入家兔脑粉浸出液（凝血活酶）和 0.025mol/L 氯化钙溶液各 0.1ml，再加入家兔血浆 0.1ml。混匀后立即放入 37℃水浴中温育，同时开始计时。每隔 2～3s 倾斜试管一次进行观察，当试管内液面不动（出现凝胶状纤维蛋白），停止计时。这段时间即为凝血酶原时间。计算 5 管均值，然后肌内注射三七注射液 1～2ml/kg，30min 后按上法测定用药后的凝血酶原时间，汇总全班实验结果，进行配对样本 t 检验，比较给药前和给药后凝血酶原时间的差异。

【结果记录方式】 将实验结果填入表 4-30。

表 4-30 三七注射液对家兔凝血酶原时间的影响

动物编号	给药前（s）	给药后（s）

【注意事项】

1. 水浴温度要严格控制在 37℃，因温度变化能影响凝血酶原时间。

2. 在充分照明条件下观察，每份样本至少重复操作 5 次，求其均值，以提高实验结果的准确性。

【思考题】

1. 测定血浆凝血酶原时间有何临床意义？

2. 三七与凝血过程的哪些因素有关？

【知识拓展】 凝血活酶制法介绍。取新鲜家兔脑 1 个，以纱布吸净脑膜、血管及脑组织上的血液，然后将家兔脑脱水，加 3～4 倍的丙酮，在乳钵中研磨和过滤。重复 4～5 次，直至家兔脑不带黏性粉末，然后放置 37℃烘箱内干燥，再用乳钵研成粉状；分装并密闭于玻璃瓶中，4℃冰箱保存，有效时间为 1 年。

实验前取脑粉 0.3g，加生理盐水 4.9ml 及 0.1mol/L 的草酸钠溶液 0.1ml（目的是去除可能存在的钙离子）混匀。置于 45℃水浴中，每 5min 摇匀 1 次；经 15min 即可使用。

（大连大学 杨勇 李春实）

实验二十三 金钱草对家兔的利尿作用

【目的】 学习膀胱漏斗法实验方法；观察金钱草的利尿作用。

【原理】 把膀胱漏斗置入动物膀胱内，尿液经漏斗和导尿管收集在烧杯或量筒内，通过测量尿量多少，可反映受试药物的利尿作用。金钱草为临床常用利尿药，具有利水通淋、清热解毒功效，主要用于热淋、肾炎水肿、湿热黄疸等。本实验通过观察家兔尿量的变化，评价金钱草的利尿作用。

【动物】 家兔，1.5～2.5kg，雄性。

【试剂/药品】 金钱草水煎液（金钱草常规水煎煮 2 次，合并水煎液，水浴浓缩至生药 0.26g/ml）、5%葡萄糖盐水、20%氨基甲酸乙酯溶液、苦味酸等。

【器材】 兔手术台、家兔开口器、注射器、手术剪、手术钳、膀胱漏斗、导尿管、量筒、烧杯等。

【方法与步骤】

1. 分组与给药　取禁食 12h、体重相近的家兔 6 只，随机分为 2 组，分别为对照组和给药组，每组 3 只，用苦味酸标记，称重。给药组家兔经十二指肠给予金钱草水煎液生药 2.6g/kg，给药容量为 10ml/kg；对照组家兔经十二指肠给予等容量蒸馏水。

2. 处理与观察　在家兔耳缘静脉注射 20%氨基甲酸乙酯溶液（1g/kg）进行麻醉，麻醉后将家兔仰卧位固定于兔手术台上，并从耳缘静脉注入 5%葡萄糖盐水 10ml/kg，造成水负荷。在家兔腹部正中（剑突下方）切口，切口尽量与腹中线平行，以避免或减少出血。找到胃幽门，取出十二指肠，在血管较少的部位以该部位为中心做环形缝合，在环形内部做一切口并插管，收紧缝合线固定插管，用于十二指肠给药。之后，找到家兔膀胱并移出体外，用两把止血钳提起膀胱顶部，在止血钳之间做一长约 1cm 的切口，将漏斗插入膀胱，漏斗口最好正对着输尿管在膀胱的入口处，不能插得过深以免堵塞输尿管。用线将膀胱及漏斗柄结扎固定。压迫下腹部排空膀胱内尿液后，收集并测量 30min 内尿量，作为给药前尿量，然后开始给药，收集尿液，每 30min 收集 1 次，连续 4 次。观察比较两组家兔给药前和给药后不同时间段尿量的差异。

【结果记录方式】　将实验结果填入表 4-31。

表 4-31　金钱草对家兔的利尿作用

组别	动物编号	给药前尿量（ml）	给药后不同时间尿量（ml）			
			0～30min	30～60min	60～90min	90～120min
给药组						
对照组						

【注意事项】

1. 手术过程中注意出血，以免动物死亡。

2. 本实验在用药前应有水负荷，否则实验不易成功。

【思考题】

1. 影响尿液生成的因素有哪些？

2. 根据实验结果分析金钱草的作用。

（大连大学　李春实）

实验二十四　人参对小鼠常压耐缺氧作用

【目的】　掌握小鼠常压缺氧的实验方法；观察人参总皂苷的耐缺氧作用。

【原理】　缺氧是一种紧张性刺激，可引起机体产生各种应激性反应，生命活动的重要器官——脑和心脏缺氧是小鼠常压缺氧死亡的主要原因。人参能使小鼠常压耐缺氧的时间延长，能减轻应激引起的垂体-肾上腺皮质系统在形态和功能上的改变，并且使已经发生衰竭的肾上腺皮质功能较快地恢复正常。

【动物】　小鼠，18～22g，雄性。

【试剂/药品】　人参总皂苷溶液（30mg/ml）、生理盐水、苦味酸、凡士林、钠石灰。

【器材】　125ml 或 150ml 广口玻璃瓶、天平、1ml 注射器、针头等。

【方法与步骤】　取小鼠 4 只，随机分为对照组和给药组，称重，标记。给药组小鼠腹腔注射人参总皂苷溶液 0.6g/kg（0.2ml/10g），对照组小鼠腹腔注射等容量生理盐水。给药 30min 后，将小鼠放入盛有 5g 钠石灰的广口瓶内，每瓶 1 只，瓶口涂抹凡士林密封并立即计时，以呼吸停止作为缺氧死亡时间。汇总全班实验结果，进行组间 t 检验（计算公式参见第四章实验十六相关内容），比较给药组与对照组小鼠耐缺氧时间的差异。

【结果记录方式】 将实验结果填入表 4-32。

表 4-32 人参总皂苷对小鼠常压缺氧的作用

组别	鼠号	药物剂量（g/kg）	死亡时间（min）
给药组			
对照组			

【注意事项】
1. 由于人参的药源和提取方法不同，故人参总皂苷的质量有所差异，给药量可为 0.3～0.6g/kg。
2. 玻璃瓶口必须严密封闭，所有玻璃瓶大小、形状要一致。
3. 钠石灰应新鲜，若已吸收水分或二氧化碳而变色者应废弃。
4. 小鼠体重、性别及室温不同，实验结果均有差异。

【思考题】 缺氧瓶内为什么要放入钠石灰？这对缺氧机制的分析有何意义？

（大连大学 李春实 杨 勇 高清波）

实验二十五 人参对小鼠游泳时间的影响

【目的】 学习小鼠游泳的实验方法；观察人参总皂苷的抗疲劳作用。

【原理】 以游泳时间作为检测小鼠疲劳的指标，具有抗疲劳效能的药物可使动物游泳时间延长。人参（包括人参总皂苷）的抗疲劳机制是使机体更节省地利用糖原和三磷酸腺苷（ATP），并能促进剧烈运动时产生的大量乳酸转变成丙酮酸，再经乙酰辅酶 A 进入三羧酸循环，参加氧化供能，为肌肉活动提供更充分的能量。

【动物】 小鼠，18～22g，雄性。

【试剂/药品】 人参总皂苷溶液（30mg/ml）、生理盐水、苦味酸。

【器材】 恒温箱、玻璃缸、天平、温度计、胶泥（或铅块）、线绳、1ml 注射器、针头。

【方法与步骤】 调好恒温箱温度，使玻璃缸中的水温为 29℃±1℃，水深为 19cm。取 6 只雄性小鼠，随机分为对照组和给药组，称重，标记。给药组小鼠腹腔注射人参总皂苷溶液 0.6g/kg（0.2ml/10g），对照组小鼠腹腔注射等容量生理盐水。45min 后，按小鼠体重的 5%附加负荷（将胶泥或铅块用线绑在鼠尾根部），然后将小鼠单个放入玻璃缸内，记录至溺死为止的整个游泳时间。最后汇总全班实验结果，进行组间 t 检验（计算公式参见第四章实验十六相关内容），比较两组小鼠游泳时间的差异。

【结果记录方式】 将实验结果填入表 4-33。

表 4-33 人参总皂苷对小鼠游泳时间的影响

组别	鼠号	药物剂量（mg/kg）	游泳时间（min）
给药组			
对照组			

【注意事项】
1. 要严格控制水温，水温差异过大会影响实验结果。

2. 动物单个游泳为好，因集体游泳时相互攀推也会影响实验结果。

【思考题】

1. 人参抗疲劳的作用机制及其临床意义是什么？

2. 如果此实验增加生化检测项目，可以进行哪些项目的检测，为什么？

【知识拓展】

1. 低温游泳实验　方法同前，水温为 15℃±1℃。此实验是在游泳疲劳的基础上加上应激（寒冷）条件，故对机体是双重作用，可观察补益药的抗疲劳、抗应激作用。本法的优点是可用一般自来水（水温为 14～16℃）作水源，除夏季外，室温为 20℃以下的其他季节均可采用。

2. 高温游泳实验　方法同前，水温为 39℃±1℃。此法亦为疲劳加应激（温热）的双重作用。

（大连大学　李春实　杨　勇　苗迎秋）

第五章　综合性实验

实验一　人体机能学实验

一、人体动脉血压测量

【目的】　学习间接测定人体动脉血压的方法，了解间接测压法的原理及人体肱动脉收缩压与舒张压的正常值；观察运动对人体血压的影响。

【原理】　测定人体动脉血压最常用的方法是间接测压法，是用血压计和听诊器进行，测量部位为上臂肱动脉。通常血液在血管内流动时没有声音，但如给血管施加压力使血管变窄形成涡流时可发出声音。当用橡皮球将空气打入缠缚于上臂的袖带内使压力超过收缩压时，完全阻断了肱动脉内的血流，此时用听诊器在肱动脉处听不到任何声音，也触不到桡动脉搏动。如徐徐放气减低袖带内压，当外加压力低于肱动脉的收缩压而高于舒张压时，血液将断断续续流过受压的血管，形成涡流而发出声音，此时在肱动脉的远端可听到声音，也可触到桡动脉搏动。如果继续放气，以至外加压力等于舒张压时，则血管内血液由断续变成连续，声音突然由强变弱直至消失。因此，动脉内血流刚能发出声音的最大外加压力相当于收缩压，而动脉内血流声音消失时的外加压力相当于舒张压。

【对象】　人。

【器材】　血压计、听诊器。

【方法与步骤】

1. 熟悉血压计的结构　血压计有两种，即水银柱式血压计和表头式血压计。两种血压计都由检压计、袖带和橡皮球三部分组成。水银柱式血压计是一个标有 $0\sim300$ mmHg 刻度的玻璃管，上端通大气，下端和水银储槽相通。袖带是一个外包布套的长方形橡皮囊，借橡皮管分别与水银储槽和橡皮球相通。橡皮球有一螺旋阀，供充气或放气用。测压前须检查检压部分是否准确，袖带内橡皮囊与大气相通时，水银柱液面是否在零刻度，袖带是否漏气。

听诊器由耳件、胸件（探头）和导管组成。

2. 测量动脉血压的方法

（1）嘱受试者静坐桌旁 5min 以上，脱去一侧衣袖准备测量。

（2）松开血压计的橡皮球螺丝帽，驱出袖带内的残留气体后将螺丝帽旋紧。

（3）让受试者前臂平放于桌上，掌心向上，使上臂中点与心脏位置等高，将袖带缠在上臂，袖带下缘至少在肘横纹上 $2\sim3$ cm，松紧以能插入两个手指为宜。

（4）将听诊器耳件插入外耳道，务必使耳件的弯曲方向与外耳道一致。

（5）定位肱动脉：通过扣诊（肘窝内侧触及动脉搏动）定位肱动脉，将听诊器探头置于上面。

3. 观察项目

（1）测量收缩压：挤压橡皮球将空气打入袖带内，使血压计水银柱逐渐上升到听诊器内听不到声音。继续打气使水银柱再上升 $20\sim40$ mmHg（一般打气至 180mmHg 左右）。随即缓慢放气（$2\sim6$ mmHg/s），减少袖带内压力，在水银柱缓缓下降的同时仔细听诊，在开始听到"嘭嘭"的第一个声音时，此时血压计上所示水银柱刻度即为收缩压。

（2）测量舒张压：继续缓慢放气，这时声音有一系列变化，先由低至高，而后由高突然变低（变调点），最后完全消失（声音消失瞬间称为消失点）。声音消失时血压计上所示的水银柱刻度即为舒张压。舒张压一般以消失点为准。

（3）测量运动后血压：拉开袖带与血压计相连的橡皮管接头（不要取下袖带）。嘱受试者连续下蹲 3～5min（约 30 次/分），取坐位测定运动后即刻、5min、10min 时的血压。

如认为所测数值准确，则以一次测定为准，如认为所测数值不准确，可以间隔数分钟重复测定一次或二次。血压值常以收缩压/舒张压 mmHg（或 kPa）表示。

【结果记录方式】　将测量结果填入表 5-1。

表 5-1　安静时和运动后的血压（mmHg）

血压	安静时				运动后		
	第 1 次	第 2 次	第 3 次	均值	即刻	5min	10min
收缩压							
舒张压							

【注意事项】

1. 室内保持安静，以利听诊。

2. 测量血压前，需嘱受试者至少休息 5～10min。

3. 无论测量坐、卧、站时的血压，测量部位都必须与心脏在同一水平。

4. 袖带缠在上臂的松紧要适宜，袖带下缘位于肘横纹上 2～3cm，听诊器探头放在肱动脉搏动处，不能压得太重或太松，更不能压在袖带底下进行测量。

5. 左、右肱动脉常有 5～10mmHg 压力差，故在进行动脉血压调查统计时，一定要固定一侧，不要随意改变。

【思考题】

1. 何谓收缩压？何谓舒张压？其正常值是多少？

2. 测血压时，听诊器探头为什么不能插入袖带下？

3. 在短时间内为什么不能反复多次测量动脉血压？

【知识拓展】　心脏像是一个不知疲倦的泵，推动着血液在密闭的心血管系统中奔流不息地向前涌动，而平整光滑的血管恰像是通畅无阻的河道。当血压计袖带内的压力超过肱动脉的收缩压时，肱动脉被压紧，血流阻断，桡动脉搏动消失。当袖带内的压力逐渐缓慢降低时，血压可于心动周期的部分时相强行通过梗阻部位，像潺潺的流水在遇到狭窄的"河道"时形成了涡流，产生了听诊器能够听到的声音。这些声音 1905 年被俄国的内科医师 Korotkoff 首次描述，故称为 Korotkoff 音（也称为克罗音、柯氏音）。听到的第一音为收缩压。随着袖带内压力降低，柯氏音的性质变得更高和更响亮，继而变得低沉，很短时间后声音全部消失。舒张压通常以柯氏音的消失点为准。对于 12 岁以下儿童、妊娠妇女、严重贫血、甲状腺功能亢进、主动脉瓣关闭不全及柯氏音不消失者，可以变调点作为舒张压读数。

柯氏音法的优点是测量简单，但也有缺点，就是不同的人可能测出不同的结果，有时差别较大。主要原因是：①医师在听音时要不断观察水银血压计的变化，由于人的反应不一样，在读取血压值时，有一定差异；②不同人的听力、分辨力各异，对特征音的辨别上（即时间上）有差异；③放气的快慢对读数有直接影响，国际标准放气速度为 3～5mmHg/s，但有的医师往往放气较快，影响测量的准确度；④由于听脉搏音没有一种直观的比较方法，很多方面与主观因素有关，且与医师的熟练程度和技术有关。一般来说，在人工测血压时，不同的医师对同一被测人不同时间的测量结果是有差别的，通常 5～15mmHg 被认为是正常差异。

高血压是以体循环动脉压增高为主要表现的临床综合征，为最常见的心血管疾病。1998 年世界卫生组织（WHO）和世界高血压联盟（ISH）修订的高血压诊断标准为：收缩压≥140mmHg 或舒张压≥90mmHg，目前我国高血压的诊断标准与 1998 年的国际标准一致。为加强人们认识早期预防高血压的重要性，2003 年 5 月，美国预防、检验、评估与治疗高血压全国联合委员会在第七次报告中提出了高血压前期的概念：收缩压在 120～139mmHg 或舒张压在 80～89mmHg 即为高血压前期，建议血压处于此期的人们应该采用健康的生活方式，如减肥、适度运动、低盐饮食、戒烟限酒等来预防高血压病的发生。

（大连大学　嵇志红　郎明非）

二、人体心音听诊

【目的】　学习心音听诊方法，了解正常心音特点及产生原因，为临床心音听诊奠定基础。

【原理】　心音是每一个心动周期中，由心脏舒缩、瓣膜开闭、血液流动等引起的机械振动所产生的声音，它可以通过周围组织传到胸壁。将听诊器放于受试者心前区的胸壁上，即可直接听取心音。通常每一心动周期可以听到两个心音，即第一心音和第二心音。

【对象】　人。

【器材】　听诊器。

【方法与步骤】

1. 确定听诊部位

（1）受试者解开上衣，面向亮处坐好，检查者坐在对面。

（2）确定心音听诊区的各个部位（图 5-1）。

二尖瓣听诊区：左锁骨中线第 5 肋间交点稍内侧（心尖部）。

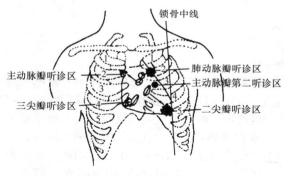

图 5-1　心音听诊部位

三尖瓣听诊区：胸骨右缘第 4 肋间或剑突下。

主动脉瓣听诊区：胸骨右缘第 2 肋间。

主动脉瓣第二听诊区：胸骨左缘第 3 肋间。

肺动脉瓣听诊区：胸骨左缘第 2 肋间。

2. 听心音

（1）检查者戴好听诊器，以右手的拇指、示指和中指轻持听诊器探头，置于受试者胸部上述听诊部位，依次（二尖瓣听诊区→主动脉瓣听诊区→肺动脉瓣听诊区→三尖瓣听诊区）仔细听取心音，注意区分第一心音和第二心音。

（2）如难以区分两个心音，可在听心音的同时，用手指触诊心尖冲动或颈动脉脉搏，与此同时出现的心音即为第一心音。然后再根据两个心音的性质（音调高低及持续时间长短）、间隔时间仔细鉴别两个心音，直到准确识别为止。

（3）比较各瓣膜听诊区两心音的声音强弱。

【注意事项】

1. 室内保持安静。

2. 如果呼吸音影响听诊时，可嘱受试者暂停呼吸。

3. 听诊器的耳件方向应与外耳道一致（略向前），听诊器探头不要按压过紧或过松，胶管勿与皮肤、衣服等摩擦，以免产生杂音影响听诊。

【思考题】

1. 心音听诊区是否在各瓣膜的解剖位置？

2. 怎样区别第一心音和第二心音？

【知识拓展】　1816 年，Laennec 创造了类似于听诊器的纸制声学装置用来检测女性胸部心脏系统的症状。他将该技术命名为间接听诊技术。1821 年，他发表了《听诊器在间接听诊中作用》的论文，该论文描述了间接听诊技术发明的经过："在 1816 年，我接待了一位年轻的女士，她表现出一些常见的心脏疾病的症状，由于她有些肥胖，用手触诊仅表现出轻微的迹象。而且由于该患者的年龄和性别，一些部位不适合进行触诊。由此，我又重新采集了有关的声音现象，也就是用耳通过一个紧密接触患者身体的空心圆筒听心脏发出的声音，这样一个人就能完成声音的采集，而且声音非常清楚。我猜想身体的这种特殊声音的属性与疾病的表现有关。从此，我可以用间接听诊来做诊断了。"

（大连大学　嵇志红　郎明非）

三、人体心电图描记

【目的】　学习人体心电图的描记方法；辨认正常心电图波形并熟悉其生理意义；学习心电图各波的测量和分析方法。

【原理】　心脏收缩之前先发生兴奋。兴奋在传播过程中出现一系列规律性的电位变化，这些电位变化通过周围导电组织传导到体表，在体表按一定的引导方法把这些电位变化记录下来，所得的图形就是心电图（electrocardiogram，ECG）。心电图在心起搏点的分析、传导功能的判断及心律失常、房室肥大、心肌损伤等方面具有重要的诊断价值。

【对象】　人。

【器材】　心电图机、导电膏、棉球。

【方法与步骤】

1. 心电图机的操作步骤

（1）接好心电图机的电源线、地线和导联线，打开电源开关，预热 3～5min。

（2）调整心电图机的描记笔于记录纸中线处，将"记录控制"旋钮拨至"记录"档，纸速置于 25mm/s，调整"增益"，按动"标准电压"旋钮，使 1mV 标准电压推动描记笔向上移 10mm。

2. 电极的安放　受试者仰卧于检查床上，放松肌肉。在手腕、足踝和胸前安放好引导电极，接上导联线。为保证导电良好，可在放置引导电极部位涂少许导电膏。导联线的连接方法是：红色-右手，黄色-左手，绿色-左足，黑色-右足（接地），白色-胸导联线。胸导联的探测电极安放位置如下：

V_1：胸骨右缘第 4 肋间。

V_2：胸骨左缘第 4 肋间。

V_3：在 V_2 和 V_4 连线中点。

V_4：左锁骨中线与第 5 肋间相交点。

V_5：左腋前线与 V_4 水平相交处。

V_6：左腋中线与 V_4 水平相交处。

3. 心电图的描记　依次记录 Ⅰ、Ⅱ、Ⅲ、aVR、aVL、aVF、V_1、V_2、V_3、V_4、V_5、V_6 导联的心电图。取下心电图记录纸进行分析。

4. 心电图的分析

（1）波幅和时间的测量

1）波幅：若标准电压为 1mV/cm，则心电图每一小格（1mm）代表 0.1mV。测量波幅时，凡向上的波形，其波幅应从基线的上缘测量至波峰点；凡向下的波形，其波幅应从基线的下缘测量至波谷的最低点。

2）时间：心电图机的走纸速度有两种，一种为 25mm/s，每一小格代表 0.04s；另一种为 50mm/s，每一小格为 0.02s。

（2）在心电图记录纸上辨认出 P 波、QRS 波群、T 波、PR 间期、QT 间期、ST 段，进行下列项目的分析。

1）心率的测定：测量相邻的两个心动周期中的 P 波与 P 波的间隔时间或 R 波与 R 波的间隔时间，按下列公式进行计算，求出心率。由于 R 波波峰较尖易于判定，故较多应用。

$$心率（次/min）=60÷[PP 或 RR 间隔时间（s）] \qquad (5-1)$$

2）心律的分析

A. 主导节律的判定。

B. 心律是否规则整齐。

C. 有无期前收缩或异位节律出现。

窦性心律的心电图表现：P 波在 I、II、aVF、V_4～V_6 导联中直立，aVR 导联中倒置；PR 间期为 0.12～0.20s，窦性频率在 60～100 次/min。如果心电图同一导联中最大的 PP 间期和最小的 PP 间期相差在 0.12s 以上，称为窦性心律不齐。

3）心电图各波段的分析：测量 II 导联中 P 波、QRS 波群、T 波的时间和电压，测定 PR 间期和 QT 间期的时间，并与正常值相比较。

【注意事项】

1. 描记心电图时，受试者应静卧，全身肌肉放松。

2. 室内温度以 22℃ 为宜，避免低温时肌电干扰。

3. 电极和皮肤应紧密接触，防止干扰和基线漂移。

【思考题】

1. 常用的心电图导联有哪些？为什么各导联心电图的波形不一样？

2. 心电图各波各有什么生理意义？

【知识拓展】　心电图检测是 20 世纪建立并广泛应用于临床诊断和监测的重大技术成果之一。荷兰医学家爱因托芬（William Einthoven，1860—1927）因在该领域的杰出贡献而荣获 1924 年度诺贝尔生理学或医学奖，其贡献包括对心电图各波形的命名、生理意义的揭示，心电图检测仪器的研发，心电图测量标准导联方式的确立，心电图原理和心电测量的方法学的构建等。

虽然爱因托芬因心电图检测获得了诺贝尔生理学或医学奖，但他并不是第一个检测到心脏电活动的人。英国生理学家沃勒（Augustus Desire Waller，1856—1922）在 1886 年用毛细管静电计对动物的心脏进行了广泛的研究，在进行一系列实验的中间阶段，他萌发了在人体体表记录人类心脏电活动的想法。最初的实验是在他自己身上进行的，他将自己的右手和左脚放入一对装有盐溶液的水盆里，将溶液同时与静电计连通，他看到仪器上的水银柱伴随着心脏跳动而搏动的有趣现象，这样第一幅人类的心电图被记录了下来。1887 年，沃勒在《生理学杂志》（*J. Physiology*）发表了这一实验及记录到的心电图（图 5-2），该心电图一直保存至今，成为和伦琴夫人手掌骨 X 线片同样珍贵的科学史资料。

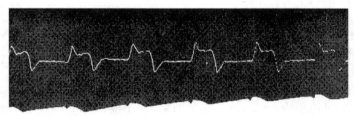

图 5-2　第一幅公开发表的心电图

从体表记录心电图时，引导电极的放置及与心电图机连接的线路，称为心电图导联。标准导联共有三类：标准肢体导联（3 个）、加压单极肢体导联（3 个）和单极胸导联（6 个）。标准肢体导联反映心脏电活动在两个肢体之间呈现出的电位差。电极连接方式为：Ⅰ导联，左上肢为正极，右上肢为负极；Ⅱ导联，左下肢为正极，右上肢为负极；Ⅲ导联，左下肢为正极，左上肢为负极。加压单极肢体导联反映心脏电活动在某一肢体呈现的电位变化，电极连接方式为右上肢、左上肢、左下肢中任意一个接引导电极至心电图机正极，其余两个为无关电极，接心电图机负极，分别称为加压单极右上肢导联（aVR）、加压单极左上肢导联（aVL）、加压单极左下肢导联（aVF）。单极胸导联反映的是心脏电活动在胸壁某一点呈现的电位变化。

（大连大学　嵇志红　郎明非）

四、人体呼吸运动

【目的】　掌握人体呼吸运动的描记方法；观察正常情况下，延髓对呼吸运动的作用；观察正常情况下影响呼吸运动的若干因素。

【原理】　机体与外界环境之间的气体交换过程，称为呼吸。在高等动物和人中，呼吸过程由三个相互衔接并且同时进行的环节来完成：外呼吸或肺呼吸，包括肺通气（外界空气与肺之间的气体交换过程）和肺换气（肺泡与肺毛细血管之间的气体交换过程）；气体在血液中的运输；内呼吸或组织呼吸，即组织换气（血液与组织、细胞之间的气体交换过程），有时也将细胞内的氧化过程包括在内。呼吸过程与机体的代谢水平相适应，受神经因素和体液因素的调节。

在呼吸运动中，吸气时胸廓扩大，呼气时胸廓缩小，胸廓有节律地扩大和缩小，从而完成吸气与呼气。主要的吸气肌为膈肌和肋间外肌，主要的呼气肌为肋间内肌和腹肌。此外，还有一些辅助吸气肌，如斜角肌、胸锁乳突肌等。平静呼吸时，吸气运动是由主要的吸气肌即膈肌和肋间外肌的收缩实现的，呼气运动是由膈肌和肋间外肌舒张实现的。根据参与活动的呼吸肌的主次、多少和用力程度，可将呼吸运动分为胸式呼吸和腹式呼吸、平静呼吸和用力呼吸。

【对象】　人（身体感觉不适者不接受测试）。

【器材】　生物信号采集处理系统、围带式呼吸换能器。

【方法与步骤】

1. 实验准备

（1）仪器连接：将围带式呼吸换能器与生物信号采集处理系统的通道1连接（图5-3）。

（2）受试者全身放松，取坐位。

（3）将围带式呼吸换能器围绕于受试者胸部呼吸活动最明显的水平位置（图5-4）。

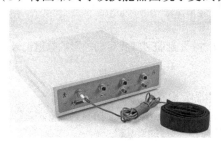 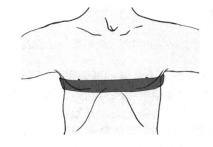

图5-3　围带式呼吸换能器连接方式　　　　　图5-4　围带式呼吸换能器的围绕方式

（4）点击工具条上的"开始"按钮启动采样，可以看到通道1出现规则的呼吸波。

（5）添加注释：在注释栏内输入受试者姓名，然后选择"添加注释"。

（6）记录1min波形，点击"停止"，结束实验。

2. 观察项目

（1）正常呼吸运动的描记

1）按滑动条 ◁ 按钮，向左移动波形到第一个姓名标记处。

2）按滑动条右侧 [＋] [20:1] [－] [▶|] 的波形缩放"＋、－"按钮，调整通道1呼吸波的波形到比较稳定位置。

3）点击此段波形中任何一点，其呼吸频率即可在数据读出框中显示。

4）鼠标左键点击数据读出框内的数据不放，拖拽到测量结果表格上所对应的位置上去（图5-5）。

5）重复以上步骤，测量完所有波形数据。

（2）延髓对呼吸运动的作用

1）点击工具条上的"开始"按钮启动采样，可以看到通道1出现规则的呼吸波。

2）添加注释：在注释栏内输入"平静呼吸"，然后选择"添加注释"。

3）记录1min波形，点击"停止"，暂停实验。

4）添加注释：在注释栏内输入"集中精力"，然后选择"添加注释"，点击工具条上的"开始"按钮继续采样。

5）受试者默算以下几道题，并将答案写在草稿纸上。1234＋6354，3142＋4523，2432－1486，5271－4108。

6）完成计算后，点击"停止"按钮，结束实验。

7）按滑动条 ◁ 按钮，向左移动波形到第一个"平静呼吸"标记处。

8）按滑动条右侧 [＋] [20:1] [－] [▶|] 的波形缩放"＋、－"按钮，调整通道1呼吸波的波形到比较稳定位置。

9）点击此段波形中任何一点，其呼吸频率即可在数据读出框中显示。

10）鼠标左键点击数据读出框内的数据不放，拖拽到测量结果表格上所对应的位置上去（图5-6）。

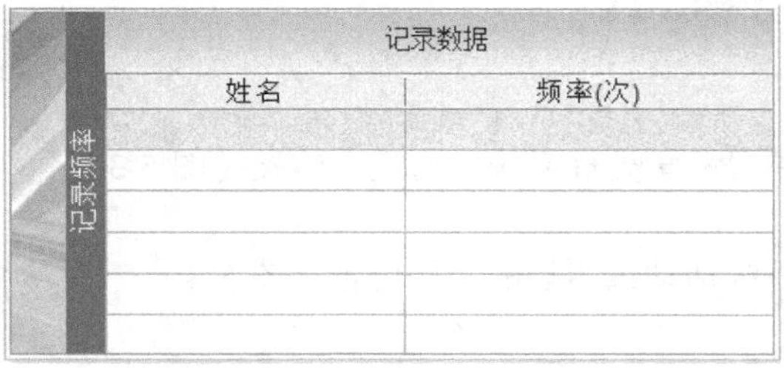

记录数据	
姓名	频率(次)

图5-5　正常呼吸运动数据记录表

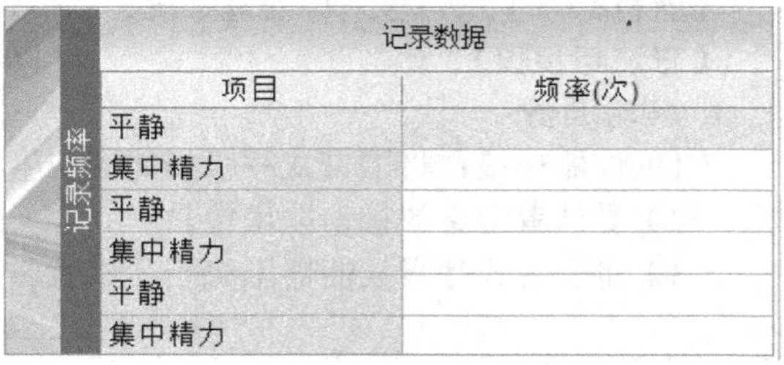

记录数据	
项目	频率(次)
平静	
集中精力	
平静	
集中精力	
平静	
集中精力	

图5-6　延髓对呼吸运动的影响数据记录表

11）重复以上步骤，测量完所有波形数据。

（3）过度换气（或运动后、增加上呼吸道阻力）对呼吸运动的影响

1）点击工具条上的"开始"按钮启动采样，可以看到通道1出现规则的呼吸波。

2）添加注释：在注释栏内输入"平静呼吸"，然后选择"添加注释"。

3）记录1min波形，点击"停止"，暂停实验。

4）添加注释：在注释栏内输入"过度换气"（或"运动后""增加上呼吸道阻力"），然后选择添加注释，点击工具条上的"开始"按钮继续采样。

5）嘱受试者连续做极快和极深的呼吸20次（或拆除围带式呼吸换能器与生物信号采集处理系统的连接线，让受试者原地做跳绳运动，3min内跳180次左右；或用鼻夹夹住受试者大部分鼻孔，让受试者闭口呼吸）。

6）记录 2min（运动后：1min；增加上呼吸道阻力：1min）呼吸波后，点击"停止"键结束实验。

7）按滑动条 ◁ 按钮，向左移动波形到第一个"平静呼吸"标记处。

8）按滑动条右侧 ➕ 20:1 ➖ ▶| 的波形缩放"＋、–"按钮，调整通道 1 呼吸波的波形到比较稳定位置。

9）点击此段波形中任何一点，其呼吸频率即可在数据读出框中显示。

10）鼠标左键点击数据读出框内的数据不放，拖拽到测量结果表格上所对应的位置上去（图 5-7）。

11）重复以上步骤，测量完所有波形数据。

记录频率	记录数据	
	项目	频率(次)
	平静	
	过度换气	
	平静	
	过度换气	
	平静	
	过度换气	

图 5-7　过度换气等对呼吸运动的影响数据记录表

【注意事项】

1. 受试者若出现任何不适，须立即停止测试。

2. 受试者须恢复平静呼吸后再进行下一项测试。

【思考题】

1. 结合描记的呼吸波，描述呼吸运动。

2. 解释集中精力做题时，呼吸频率变化的原因。

3. 解释过度换气后，呼吸频率变化的原因。

4. 解释运动前后呼吸频率变化的原因。

5. 解释上呼吸道阻力增加前后呼吸频率变化的原因。

【知识拓展】

1. 常见的呼吸类型和特点

（1）呼吸增快（过速）：见于发热、疼痛、贫血、甲状腺功能亢进等。

（2）呼吸减慢（过缓）：见于麻醉剂或镇静剂过量和颅内压增高。

（3）呼吸深度的改变：浮浅呼吸（呼吸浅快），见于呼吸肌麻痹、严重鼓肠、腹水或肥胖等，以及肺部疾病。

（4）深度呼吸（呼吸深快）：见于剧烈运动或情绪激动、过度紧张时。

（5）潮式呼吸和间停呼吸：多发生于中枢神经系统疾病，如脑炎、脑膜炎、颅内压增高及某些中毒（图 5-8）。

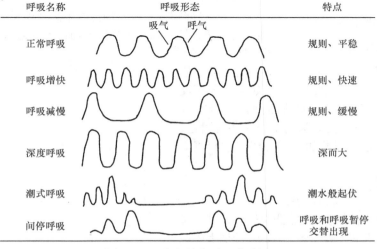

图 5-8　正常和异常呼吸波形图

2. 胸式呼吸和腹式呼吸　正常成人的呼吸运动为混合型，婴儿因肋骨的斜度小，活动度不大，故主要是腹式呼吸。在特殊情况下，可表现某一形式为主的呼吸运动，如肝脾大、腹腔肿瘤、腹膜炎等腹部病变时，由于膈肌受限，可出现明显的胸式呼吸；患结核性胸膜炎、胸腔积液、肋软骨炎、肋骨骨折等时可出现明显的腹式呼吸。因此，临床上观察呼吸形式可辅助诊断某些疾病。

3. 呼吸困难　上呼吸道部分阻塞患者，因气体不能顺利进入肺，故当吸气时呼吸肌收缩，造成胸内负压极度增高，从而引起胸骨上窝、锁骨上窝及肋间隙向内凹陷，称为"三凹征"。因吸气时间延长，又称为吸气性呼吸困难，常见于气管阻塞，如气管肿瘤、异物等。反之，下呼吸道阻塞患者，因气流呼出不畅，呼气需要用力，从而引起肋间隙膨隆，因呼气时间延长，又称为呼气性呼吸困难，常见于支气管哮喘和阻塞性肺气肿。

（大连医科大学　朱　亮，大连大学　郎明非）

五、人体肺功能

【目的】　掌握肺功能检测的方法；了解各项肺功能指标的生理意义。

【原理】　肺通气是指肺与外界环境之间进行气体交换的过程。实现肺通气的结构包括呼吸道、肺泡和胸廓等。呼吸道是肺通气时气体进出肺的通道，同时还具有加温、加湿、过滤和清洁吸入气体及引起防御反射等保护作用。肺内容纳的总气量在正常成人男性中约为 5.0L，成年女性约为 3.5L。正常成人第 1s 末的用力呼气量（FEV_1）约占用力肺活量（FVC）的 83%。肺泡内气体与肺毛细血管血液之间的呼吸膜（亦称血气屏障）平均厚度不足 $1\mu m$，面积为 $70\sim100m^2$。膜两侧气体（氧与二氧化碳）分压不同，气体由分压高处向分压低处扩散，氧由肺泡进入血液，二氧化碳由血液排至肺泡，构成了有效的气体交换。氧通过血液循环运送到各组织器官，各组织器官产生的二氧化碳由血液运送到肺而排出体外。

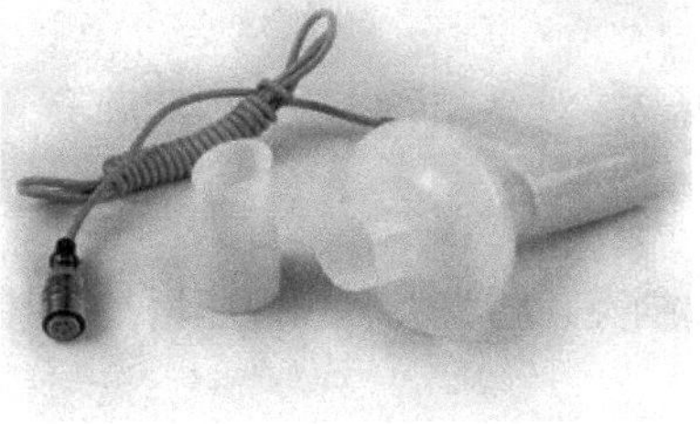

【对象】　人（身体感觉不适者或有呼吸道感染者请勿作为受试对象）。

【器材】　生物信号采集处理系统、人体肺通气换能器（图 5-9）。

【方法与步骤】

1. 实验准备

（1）仪器连接：将生物信号采集处理系统接上电源，USB 线与计算机连接；肺通气换能器与系统的通道 1 连接。

图 5-9　人体肺通气换能器

（2）受试者放松坐好，点击"开始"进行实验。

（3）让受试者先对着肺通气换能器呼吸，使波形在呼气时向上，吸气时向下，如果波形相反则翻转换能器。在另一个流速侦测口上接吹气口。连接正确后，查看波形基线是否在基线附近，若没有，则需先在换能器的调零旋钮上进行调零（图 5-10）。

2. 观察项目

（1）肺容积与肺容量的测定

1）受试者手持肺通气换能器吹气口，戴上鼻夹，经由吹气口正常呼吸（图 5-11）。受试者呼吸时最好闭上眼睛或背对屏幕，不去看呼吸的波形。

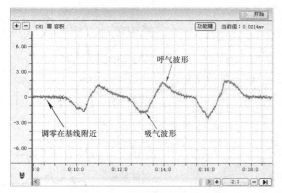

图 5-10　肺通气换能器调零图

2）让受试者正常平静呼吸 1min，然后在某次平静呼气末使劲深吸气直到不能再吸气，立刻使劲呼出所有气体。

3）采集出类似于实例的正确波形后（图 5-12），点击"停止"按钮停止实验。

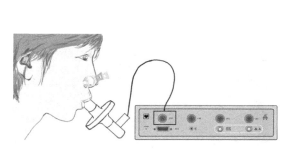

图 5-11　肺通气换能器的使用方法

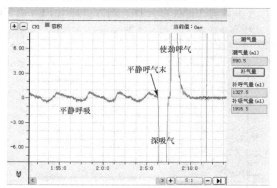

图 5-12　呼吸典型波形图

4）测量潮气量（TV）：点击波形控件右上角"潮气量"按钮，然后框选一段平静呼吸时较为稳定的波形，松开鼠标，这时按钮下方就会出现要测量的潮气量数值（图 5-13），将数据记录至图 5-14 的表格中。

5）测量补吸气量（IRV）和补呼气量（ERV）：点击波形控件右上角"补气量"按钮，然后框选一段做深吸气和使劲呼气时的波形，松开鼠标即可得到要测量的数据（图 5-13），将数据记录至图 5-14 表格中。

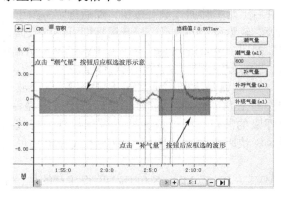

图 5-13　潮气量、补吸气量、补呼气量的测量图

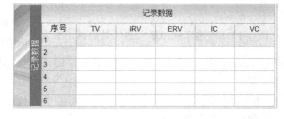

图 5-14　肺功能数据记录表

6）计算深吸气量（IC）：IC = TV+IRV，结果记录至图 5-14 表格中。

7）计算肺活量（VC）：VC = IC+ERV，结果记录至图 5-14 表格中。

（2）用力肺活量和用力呼气量的测定

1）让受试者经由肺通气换能器吹气口正常呼吸 10s 左右，然后尽最大能力深吸气，在吸气末尽力尽快呼出所有气体（图 5-15）。注意戴上鼻夹。

2）在尽力呼气的波形上按时间先后添加如下注释：第 1s 末、第 2s 末、第 3s 末。

3）受试者再恢复正常呼吸数次后，除去吹气口，点击"停止"按钮停止实验。

4）测量用力肺活量（FVC）、第 1s 用力呼气量（FEV_1）、第 2s 用力呼气量（FEV_2）、第 3s 用力呼气量（FEV_3）：点击波形控件右上角"时间肺活量"按钮，然后框选受试者做深、快呼气时的那一次波形，松开鼠标即可得到要测量的数据，将数据记录至图 5-16 表格中。

5）计算 FEV_1 百分比：$FEV_1\% = (FEV_1/FVC) \times 100\%$，结果记录至图 5-16 表格中。

6）计算 FEV_2 百分比：$FEV_2\% = (FEV_2/FVC) \times 100\%$，结果记录至图 5-16 表格中。

7）计算 FEV_3 百分比：$FEV_3\% = (FEV_3/FVC) \times 100\%$，结果记录至图 5-16 表格中。

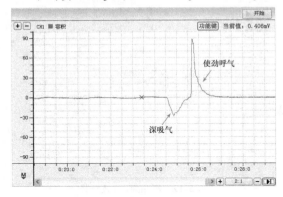

记录数据							
序号	FVC	FEV_1	$FEV_1\%$	FEV_2	$FEV_2\%$	FEV_3	$FEV_3\%$
1							
2							
3							
4							
5							
6							

图 5-15 用力肺活量和用力呼气量典型波形图　　　图 5-16　用力肺活量和用力呼气量数据记录表

（3）肺通气量和最大通气量的测定

1）让受试者经由肺通气换能器吹气口正常呼吸 1min，注意戴上鼻夹。

2）此时添加注释：最大通气量，然后让受试者尽可能深和快地呼吸 10s。

3）让受试者再恢复正常呼吸数次后，除去吹气口，点击"停止"按钮停止实验。

记录数据				
序号	频率	通气量	最大通气量	通气储量百分比
1				
2				
3				
4				
5				
6				

图 5-17 肺通气量和最大通气量数据记录表

4）测量呼吸频率、肺通气量（PV）：点击波形控件右上角"肺通气量"按钮，然后选定一段正常呼吸时较为稳定的波形，松开鼠标即可得到数据，将数据记录至表格中（图 5-17）。PV = TV×呼吸频率，即每分钟内吸入或呼出的气体量。

5）测量最大随意通气量（MVV）：点击波形控件右上角"MVV"按钮，然后选定一段做深、快呼吸的波形，松开鼠标即可得到数据，将数据记录至表格中（图 5-17）。MVV =深快呼吸气量×深快呼吸频率，即每分钟吸入或呼出的最大气体量。

6）计算通气储量百分比：通气储量百分比=（MVV－PV）/MVV×100%。值得注意的是，需要先测量出 PV 值，才可计算出该百分比。

提示：在框选过程中，请尽量框选大于一个周期的波形；由于波形界面较小，可以通过调节横轴看到更多个波形周期，调节纵轴可以看到波形的最大值和最小值。

【注意事项】

1. 受试者若出现任何不适，须立即停止测试。

2. 受试者须恢复平静呼吸后，再进行下一项测试。

【思考题】

1. 观察 VC 和 FVC，比较它们之间的数值，你发现了什么？为什么？

2. 观察 $FEV_1\%$、$FEV_2\%$、$FEV_3\%$，你发现了什么，假如是一个患有肺阻塞性疾病的患者呢？

3. 运动员的 VC 和 MVV 都会比一般人大很多，为什么呢？

【知识拓展】　肺活量是指在不限时间的情况下，一次最大吸气后再尽最大能力所呼出的气体量，这代表肺一次最大的功能活动量，是反映人体生长发育水平的重要功能指标之一。《国家学生体质健康标准》要求，肺活量是小学五、六年级及初中、高中、大学各年级学生的必测项目。肺活量是一次呼吸的最大通气量，在一定意义上可反映呼吸功能的潜在能力。成年男子肺活量约为 3500ml，女子约为 2500ml。成年人的肺活量最大，幼年和老年人较小。健康状况越好的人肺活量越大，肺组织损害如肺结核、肺纤维化、肺不张或肺叶切除达一定程度时都可能使肺活量减小；脊柱后凸、胸膜增厚、渗出性胸膜炎或气胸等也可使肺扩张受限，肺活量减小。因此，肺活量明显减小是限制性通气障碍的表现。由于肺活量的测定方法简单，重复性较好，故是健康检查常用的指标。

测定肺活量因不限呼气的速度，所以测不出呼吸道通气不畅的疾病，因此常用用力肺活量作为测定肺功能的动态指标。用力肺活量就是最大吸气后用力做最快速度呼气所能呼出的气体量。测定用力肺活量的同时分别记录第 1s、2s、3s 末呼出的气量。正常人应分别呼出其肺活量的 83%、96% 和 99%。患阻塞性疾病者往往需要 5～6s 或更多时间才能呼出全部肺活量；在许多呼吸运动受限的病理状态下，第 1s 用力呼气量增加，并可提前呼完全部肺活量。所以，用力肺活量可作为鉴别阻塞性或限制性通气障碍的参考。

氧气不能在体内储存，人们必须一刻不停地吸进新鲜空气。所以，呼吸对健康影响很大。然而，大多数人只利用了自己肺活量的 1/3。肺活量随着年龄的增加而降低，肺活量的降低使人到老年后发生多种影响肺部健康的疾病，如气管炎、哮喘、肺炎及与肺功能退化有关的肺栓塞、肺纤维化、肺肿瘤等。更为关键的是这些肺部疾病一旦与其他疾病合并，死亡率非常高。

体育锻炼可以明显提高肺活量，可以经常做一些扩胸、振臂等徒手操，坚持耐久跑、游泳、踢足球、打篮球等运动（中长跑运动员和游泳运动员的肺活量可达 6000ml 以上）。需要注意的是，不管选择哪一种方法，都要持之以恒经常练习才能有效。因为体育锻炼可以明显增加呼吸肌的力量，提高肺的弹性，使呼吸的深度加大，提高和改善肺呼吸的效率和功能。

（大连医科大学　朱　亮，大连大学　郎明非）

六、人体反射与反应时间

【目的】　了解人体肌电波形产生方式；测量刺激尺神经引起反应的潜伏期，并掌握计算出神经传导速度的方法；掌握听觉反应时间的测定方法；掌握视觉反应的测定方法。

【原理】　反射弧是反射活动的结构基础，是机体从接受刺激到发生反应的过程中兴奋在神经系统内循行的路径。反射一般都需要完整的反射弧来实现，完整的反射弧由感受器、传入神经、神经中枢、传出神经、效应器 5 个基本部分组成。

膝跳反射是指在膝半屈和小腿自由下垂时，轻快地叩击膝腱，引起股四头肌收缩，使小腿做急速前踢的反应（图 5-18）。膝跳反射是一种最简单的单突触反射类型，属于腱反射，其感受器是能感受机械牵拉刺激的肌梭，反射的神经中枢位于脊髓内，但在完成膝跳反射的同时，脊髓会将这一神经冲动上传至大脑，使人感觉到膝盖被叩击了。此反射通常受中枢神经系统的高级部位影响，其反应的强弱、迟速可反映中枢神经系统的功能状态，临床上用以检查中枢神经系统的疾病。

反应时间又称作反应潜伏期，是指从刺激开始到作出反应的时间间隔，反应时间长短表征了中枢神经系统和运动器官的敏感性。不同感觉器官的反应时间不同，反映了反应时间与所刺激的感觉通道有关系。视觉通道对光线的反应时间长，这是由于光线虽然可以直接照射到视网膜上，但视网膜上的感光细胞却不能由光刺激直接产生兴奋，要经过光化学中介过程，这个过程需时较长，因而视觉对光的反应时间长于听觉对声音的反应时间。

【对象】 人（身体感觉不适者不接受测试）。

【器材】 生物信号采集处理系统、肌腱锤、位移换能器、事件标记开关、绑带（图 5-19）。

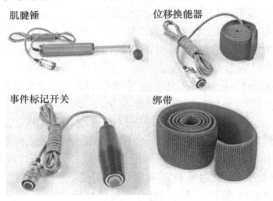

图 5-19 部分实验器材

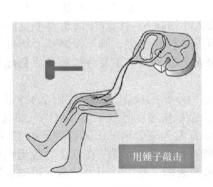

图 5-18 膝跳反射

【方法与步骤】

1. 实验准备

（1）仪器连接：将肌腱锤与生物信号采集处理系统通道 1 相连，将位移换能器与生物信号采集处理系统通道 2 相连（图 5-20）。

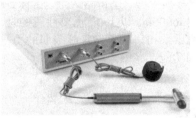

图 5-20 肌腱锤和位移换能器的连接图

（2）受试者采取坐位，右腿自然地搭在左腿上，使右腿自然下垂，同时检查右腿能否前后自由摆动。

（3）将位移换能器松紧适度地绑在受试者右腿的小腿肚上（图 5-21）。

（4）点击工具条上的"开始"按钮启动记录，您可以看到两道移动的数据记录线。

（5）添加注释：在注释栏内输入受试者姓名，然后选择"添加注释"。

（6）实验者用肌腱锤敲击受试者右腿髌骨下位韧带（图 5-22）。

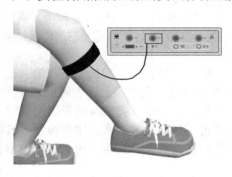

图 5-21 位移换能器使用图

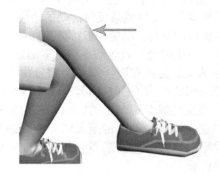

图 5-22 膝跳反射敲击部位（髌骨下位韧带）

（7）重复第 5、6 步骤 4 次。

2. 观察项目

（1）膝跳反射

1）按滑动条 < 按钮，向左移动波形到第一个姓名标记处。

2）点击滑动条 ▶ 按钮，向右移动波形至通道 1 记录的第一个刺激信号处，点击左下角 M 标记，将其拖动到刺激信号的波峰处。

3）在通道 1 内向右移动光标，至通道 2 记录的第一个位移信号的波峰处，点击左键。

4）数据读出框中显示的便是刺激开始到肌肉收缩的时间。

5）鼠标左键点击数据读出框内的数据不放，拖拽到测量结果表格上所对应的位置（图 5-23）。

6）重复以上步骤，测量完所有波形数据。

（2）听觉反应时间的测定

1）卸下信号采集处理系统通道上的位移换能器，接上事件标记开关（图 5-24）。

2）受试者背对实验者而坐，手握事件标记开关，拇指轻放在按钮上（图 5-25）。

记录数据		
姓名		潜伏期(s)

图 5-23　膝跳反射数据记录表

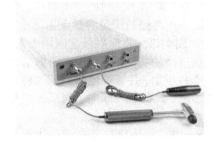

图 5-24　听觉反射仪器的连接图

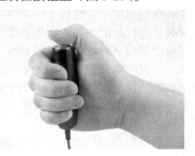

图 5-25　事件标记开关使用图

3）点击工具条上的"开始"按钮启动记录，您可以看到两道移动的数据记录线。

4）添加注释：在注释栏内输入受试者姓名，然后选择"添加注释"。

5）实验者手持肌腱锤敲击实验桌，受试者当听到声音后立即按压事件标记开关。

6）重复第 4、5 步骤 4 次。

7）按滑动条按钮，向左移动波形到第一个姓名标记处。

8）点击滑动条按钮，向右移动波形至通道 1 记录的第一个刺激信号处，点击左下角 M 标记，将其拖动到刺激信号的波峰处。

记录数据		
姓名		反应时间(s)

图 5-26　听觉反应时间测定数据记录表

9）在通道 1 内向右移动光标，至通道 2 记录的第一个位移信号的波峰处，点击左键。

10）数据读出框中显示的便是刺激开始到肌肉收缩的时间。

11）鼠标左键点击数据读出框内的数据不放，拖拽到测量结果表格上所对应的位置（图 5-26）。

12）重复以上步骤，测量完所有波形数据。

（3）视觉反应时间的测定

1）按照视频中的提示测量视觉反应时间（图 5-27）。

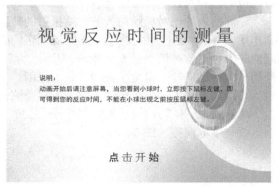

图 5-27　视觉反应时间测定图

记录数据	
姓名	潜伏期(s)

图 5-28 视觉反应时间测定数据记录表

2）将对话框显示的数据记录在表格中对应的位置（图 5-28）。

【注意事项】 受试者若出现任何不适，须立即停止测试。

【思考题】

1. 解释膝跳反射的原理。

2. 你认为听觉和视觉反应时间的差异真的是由脑对这两种信号处理时间的不同引起的吗？

【知识拓展】 "反射"首先由法国哲学家笛卡儿提出，他注意到机体对于一些环境刺激具有规律性反应，如异物碰到角膜即引起眨眼。他借用了物理学中反射的概念，认为动物的活动像光线投射到镜子上被反射出来一样，即机体受到的刺激和发生的反应有必然的因果关系。用实验分析的方法研究脑和脊髓并阐明反射规律的是英国的谢灵顿及俄国的谢切诺夫、巴甫洛夫。谢灵顿对中枢神经系统低级部位（包括脑干、脊髓）的反射作了详细研究，阐明了反射的基本规律。但是他只把外界刺激引起机体的非随意动作称为反射，并认为皮质以下的神经核团是各级反射的中枢。一般不把反射概念应用到神经系统高级部位（大脑）的活动中。谢切诺夫将反射概念应用于人脑的活动。以后巴甫洛夫在谢切诺夫思想的影响下，进一步研究大脑皮质的功能。他利用犬所做的著名试验是将唾液腺的所谓心理性分泌理解为一种特殊的反射——条件反射，并客观地研究了这种活动的发生与消退等规律，提出了条件反射学说，即高级神经活动学说。此项研究倾向于对反射的神经回路及递质机制进行更深入的分析。

膝反射最早是英国的生理学家 Michael Foster（1836—1907）于 1877 年在他的生理学教科书中记载：敲击膝盖骨下端韧带，大腿会突然收缩上抬。此即后来的"膝跳反射"。

（大连大学　郎明非，大连医科大学　朱　亮）

七、人 体 脑 电

【目的】 学习人体脑电图的记录方法；了解正常脑电图 α 波形；观察思维活动和刺激对脑电 α 波的影响。

【原理】 脑电图（electroencephalogram，EEG）描记是检查脑功能正常与否的一种重要手段。人体组织细胞总是在自发地、不断地产生着很微弱的生物电活动。利用在头皮上安放的电极将脑细胞的电活动引导出来并经脑电图机放大后记录在专门的纸上，即得到有一定波形、波幅、频率和位相的曲线，即为脑电图。当脑组织发生病理或功能改变时，这种曲线即发生相应的改变，从而为临床诊断、治病提供依据。脑电波产生的机制尚无定论，有两种比较公认的学说：皮质神经细胞突触后电位的总和及丘脑神经细胞节律性活动引起皮质细胞节律性活动。

外周传入冲动对丘脑向大脑皮质投射的神经细胞有兴奋作用，而对返回抑制性中间神经元有抑制作用，由于抑制性中间神经元被抑制，而不能使丘脑的神经细胞维持节律性的活动，从而连续不断地向大脑皮质神经细胞发出冲动。因而，大脑皮质神经元去同步化，出现低幅快波。这被认为是外周传入冲动能使脑电发生去同步化的原因。

【对象】 人（身体感觉不适者不接受测试）。

【器材】 生物信号采集处理系统、乙醇、生理盐水或导电膏、脑电帽、镀银脑电电极、信号输入线、手电筒等（图 5-29）。

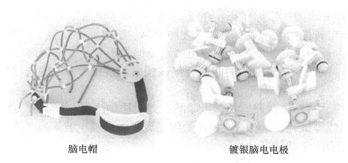

脑电帽 　　　　　　　 镀银脑电电极

图 5-29　部分脑电图检测器材

【方法与步骤】

1. 实验准备

（1）系统接上电源，以 USB 线与计算机连接。本实验的受试者最好由性格内向男生来担任，这样可以尽快地出现 α 波。

（2）实验前先将两个普通镀银脑电电极和两个带夹片的参考电极放入生理盐水中浸湿，受试者佩戴好脑电帽后坐在椅子上安静一会儿（图 5-30）。

（3）由于要观察的 α 波在顶部和枕部较为明显，故将浸湿后的两个普通镀银脑电电极镀银头向上通过塑料凹槽固定在顶部和枕部的任意两个位置，然后调节电极的塑料片使电极的位置更加牢固。注意安放电极时应尽量拨开头发让电极与头皮充分接触以利于脑电信号的采集。

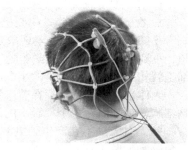

（4）将两个脑电参考电极分别夹在双耳耳垂上，信号输入线一端与通道 1 连接，另一端的红白两条信号线分别夹在两个普通镀银脑电电极的镀银头上，黑色信号线夹在其中一个参考电极镀银头上，另接一条双头夹线将两个参考电极镀银头连好（图 5-30）。

图 5-30　脑电帽佩戴及电极连接图

2. 观察项目

（1）α 波的观察与识别

1）让受试者保持安静祥和的心态，闭目养神，摒除杂念，周围环境以光线暗、较安静为最优。点击开始进行试验。

2）观察受试者的脑电波形，当看到一组时大时小，呈现梭状的波形时点击停止，测量其频率，假如在 8~13Hz 即为 α 波。此时点击停止，添加注释：α 波。假如有较大差别，稍等待片刻，继续测量几组再来判断。找出 α 波后点击停止实验。

3）在观察的同时，通道 2 上会有对波形的频谱分析，便于更深入地了解脑电波形的构成。

4）观察完 α 波后可以做一个有趣的小游戏，在波形窗口的右边有一个卡通的情绪指示条，让受试者分别变换自己的情绪，如保持平和或想一些令人紧张焦虑的事情，情绪指示条就会自动指到相应的位置来判断情绪。

（2）α 波阻断

1）点击开始进行实验。让受试者闭目养神，清醒安静，至出现 α 波时添加注释标记 α 波的出现。

2）让受试者睁开眼睛，添加注释：睁眼。数秒后嘱受试者闭上眼睛重新保持出现 α 波时的状态，如此反复几次后暂停试验，观察受试者在睁眼后的脑电波形发生了什么变化。

3）给受试者一道较为复杂的计算题或思考题，但是不要让受试者出声回答，只在心中默算即可，此时添加注释：思考。记录一段时间后暂停试验来观察思考中的脑电波形发生了什么变化。思考结束后嘱受试者重新保持出现 α 波时的状态。

4）拿起手电筒，打开电源照射受试者眼睛，此时添加注释：光刺激。数秒后关闭手电筒，如此反复几次光照后暂停试验，观察受试者在受到光源刺激后脑电波形发生了什么变化。然后嘱受试者重新保持到出现 α 波时的状态。

5）安静记录 α 波 1min，其间周围不要发出任何声音，不要交流和讨论。1min 后让小组成员制造一些较大的声音，如电话或手机铃声的响起，门和窗户的开闭，突然的大声喊叫，此时要添加注释：声刺激。注意制造声响时要有突然性。数秒后暂停试验，观察受试者在受到声响刺激后脑电波形的变化。

6）根据受试者情况使其保持呼吸频率在 30～50 次/min 的状态 1～3min，添加注释：过度换气。过度换气结束后暂停试验，观察受试者在过度换气期间脑电波形的变化，然后点击停止试验。

【注意事项】 受试者若出现任何不适，须立即停止测试。

【思考题】

1. 什么是 α 波阻断现象？为什么会出现这种现象？

2. 在完全黑暗中睁、闭眼也会出现 α 波阻断吗？为什么？

【知识拓展】 生物电现象是生命活动的基本特征之一，各种生物均有电活动的表现，大至鲸鱼，小到细菌，都有或强或弱的生物电。其实，英文"细胞"（cell）一词也有电池的含义，无数的细胞就相当于一节节微型的小电池，是生物电的源泉。

人体也同样广泛地存在着生物电现象，因为人体的各个组织器官都是由细胞组成的。对脑来说，脑细胞就是脑内一个个"微小的发电站"。

脑无时无刻不在产生脑电波。早在 1857 年，英国的一位青年生理科学工作者卡通（Caton）在兔脑和猴脑上记录到了脑电活动，并发表了《脑灰质电现象的研究》，但当时并没有引起重视。15 年后，贝克（Beck）再一次发表脑电波的论文，才掀起研究脑电现象的热潮，直至 1924 年德国的精神病学家贝格尔（Berger）才真正地记录到了人脑的脑电波，从此诞生了人的脑电图。

脑电图是一些自发的有节律的神经电活动，其频率变动为 1～30 次/s，可划分为 4 个波段，即 δ 波、θ 波、α 波、β 波（图 5-31）。δ 波（1～3Hz），当人在婴儿期或智力发育不成熟、成年人在极度疲劳和昏睡状态下，可出现这种波段。θ 波（4～7Hz），成年人在意愿受到挫折和抑郁时及精神病患者这种波极为显著，但此波为少年（10～17 岁）的脑电图中的主要成分。α 波（8～13Hz），是正常人脑电波的基本节律，如果没有外加的刺激，其频率相当恒定。人在清醒、安静并闭眼时该节律最为明显，睁开眼睛或接受其他刺激时，α 波即刻消失。β 波（14～30Hz），当精神紧张和情绪激动或亢奋时出现此波，当人从睡梦中惊醒时，原来的慢波节律可立即被该节律所替代。

脑电图在临床上对癫痫患者的诊断及脑内占位性病灶（如肿瘤或血肿等）的定位有重要意义。因为癫痫患者脑电图有特殊的异常波形，而占位性病灶部位处则常有局限性慢波。脑电图在脑外科手术中监视脑的功能状态及麻醉时判断麻醉深度也有一定的意义。此外，在睡眠、梦及脑的其他意识状态方面，脑电图也有研究意义。由于脑电图不是一个精细的指标，因而在目前的分析水平条件下，尚看不出其与思想意识和行为间有密切的关系。

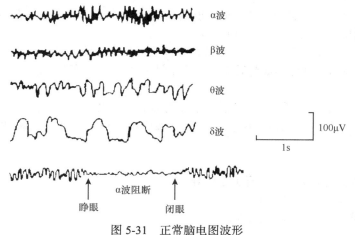

图 5-31　正常脑电图波形

（大连大学　郎明非，大连医科大学　朱　亮）

八、人体感官生理实验

（一）声波的传导途径测定

【目的】　掌握声波气传导、骨传导途径的检测方法。

【原理】　声音传入耳蜗有两条途径：气传导、骨传导（简称气导、骨导）。气导是声波经外耳道引起骨膜振动，再经听骨链和前庭窗膜进入耳蜗。骨导是声波直接引起颅骨振动，进而引起位于颞骨骨质中的耳蜗内淋巴液的振动。正常情况下以气导为主，听力正常者气导时程比骨导时程持续时间长，即林纳试验阳性；当听力正常人的传音通路受阻时，气导时程缩短，等于或小于骨导时程，即林纳试验阴性。正常情况下，人的两耳感受功能相同，骨导的敏感性比气导低得多，故在正常听觉中骨导引起的作用甚微。但当骨膜或中耳病变引起传音性耳聋（或其他原因导致外耳至中耳的传音受损）时，气导明显受损，骨导却不受影响，甚至相对增强，此时将击响的音叉柄由耳侧移到受检者头顶或前额部正中，在受试者的患侧听到的声音较气导的声音更强，即韦伯试验偏向患侧。但当听神经受损时，韦伯试验偏向健侧。

【对象】　人（身体感觉不适者不接受测试）。

【器材】　音叉（256Hz 或 512Hz）、棉球、胶管、乙醇等。

【方法与步骤】

1. 保持室内安静，受试者采取坐姿。检查者用拇指、示指同时捏住音叉两臂顶端，用相同的力量向音叉中线处挤压，音叉稍有位移后立刻松开两指，使音叉振动，同时立即置音叉柄于受试者被检侧的颞骨乳突部，受试者感觉声音的强弱及其变化。

2. 保持室内安静，振动音叉后，先将音叉柄置于受试者的颞骨乳突部，当受试者刚刚听不到声音时，立即将振动的音叉置于受试者外耳道口 1cm 处，音叉臂末端应与外耳道口在同一平面。受试者感觉声音的强弱及其变化。

3. 振动音叉后，先将振动的音叉置于受试者外耳道口 1cm 处，音叉臂末端应与外耳道口在同一平面，当受试者刚刚听不到声音时，立即将音叉柄置于受试者的颞骨乳突部。受试者感觉声音的强弱及其变化。

4. 用棉球塞住受试者外耳道（相当于空气传导途径障碍），重复上述实验。之后取出棉球。

5. 振动音叉后将音叉柄底部紧压于颅顶中线上任何一点（或前额正中发际线处），受试者两耳同时感受声音的强弱。

6. 用棉球塞住受试者一侧外耳道，重复步骤 5，受试者两耳同时感受声音的强弱，记录两耳感受到的声音变化或受试者感受声音偏向哪一侧。

7. 取出棉球，将胶管一端塞入受试者被检测耳孔，胶管的另一端塞入另一个人的一侧耳孔，将振动的音叉置于受试者同侧的颞骨乳突部，观察另一个人能否听到声音。

【注意事项】

1. 振动音叉时，用力不可过猛，切忌在坚硬物品上敲击以防损害音叉。

2. 音叉放在外耳道时，两者相距 1cm，且音叉要正对外耳道口。注意勿触及耳廓、皮肤及头发。

【思考题】

1. 正常人的声音传导为什么气导大于骨导？

2. 怎样证明骨导传入形式的存在？

3. 为什么骨膜穿孔后人的听力下降？

（二）视力测定

【目的】 掌握视力测定的方法。

【原理】 视力也称为视敏度或视锐度，是指眼睛能分辨物体两点间最小距离的能力。当人眼能看清 5m 远处一个圆形的缺口或 E 字形上的开口（缺口或开口的距离为 1.5mm）的方向时，按简化眼计算，此缺口在视网膜像中的距离约为 5μm，说明此眼视力正常，定为 1.0；同时也可以算出，当物像为 5μm 时，由光路形成的两个三角形的对顶角即视角约相当于 1 分度（即 1′）。因此，如果受试者在视角为 10′时才能看清相应增大了的视力表上标准图形的缺口（相当于国际视力表上最上面一排图），则视力定为 0.1；在表上还列出视力 0.2～0.9 的逐步减小图形。

【对象】 人（身体感觉不适者不接受测试）。

【器材】 遮眼板、标准视力灯箱。

【方法与步骤】

1. 受试者站在距标准视力灯箱 5m 处，用遮眼板遮住一眼。

2. 检测者从上至下分别对受试者进行测试，直至受试者所能辨认清楚的最小的图形为止，每个图形辨认时间不得超过 5s，若 0.1～0.3（4.0～4.5）各行每行认错 1 个，0.4～1.0（4.6～5.0）各行每行认错 2 个，1.2～2.0（5.1～5.3）各行每行认错 3 个，以该行的上一行记录视力。

3. 左、右眼分别测试。

【注意事项】

1. 室内光线要充足，且光线应从受试者的后面发出，避免测试时从侧方发出的光线干扰测定。

2. 视力测定时不能用遮眼板用力压迫眼球。

3. 受试者与视力表间的距离要测量精确。

4. 视力表上视力为 1.0 行的字母 "E" 要与受试者的眼睛在同一水平高度。

【思考题】

1. 哪些因素可能会影响视力测定的准确性？

2. 试述近视形成的可能原因。

3. 人们在分辨物体精细结构时，为什么眼睛要直视正前方而不能斜视？

（三）视野测定

【目的】 掌握测定视野的方法。

【原理】 视野是单眼固定注视正前方一点时所能看见的空间范围，此范围又称为周边视力，也就是黄斑中央凹外的视力。视野检查可以了解整个视网膜的感光功能，并有助于判断视觉传导通路及视觉中枢的功能。正常人的视野在鼻侧和额侧较窄，颞侧和下侧较宽（图 5-32）。

在相同的亮度下，白色视野最大，其次为黄色、蓝色、红色，绿色最小。不同颜色视野的大小，不仅与面部结构有关，最主要的是取决于不同感光细胞在视网膜上的分布情况。视野大小受视觉器官结构、功能状况和刺激性质、刺激强度的影响，也受视觉器官（眼）周围骨的形状的影响，每个人每只眼的视野各有差异。通过视野计对各个经纬度上的视野进行测定可了解测试人视野范围的大小。

【对象】　人（身体感觉不适者不接受测试）。

【器材】　视野计、各色视标、视野记录纸。

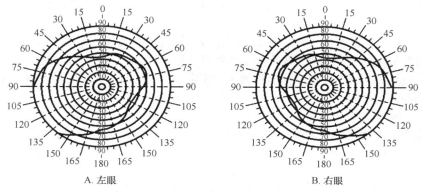

A. 左眼　　　　　　　　　B. 右眼

图 5-32　正常左、右眼视野图

【方法与步骤】

1. 了解视野计的构造及使用方法

（1）主要部分：弧架，外侧有 0°～90° 纬度，弧架中央圆盘有 360° 经度；各色视标。

（2）辅助部分：底座、支架、托颌架。

2. 受试者将下颌放在托颌架上，调节托颌架高度使眼恰好能平视弧架中央圆盘中心上的白点，用遮眼板遮住另一眼。

3. 白色视野的测定

（1）测定 90° 经度的视野：检测者将弧架旋至 90° 经度位置，手持白色视标置于弧架内侧面，从周边向中央慢慢移动，随时询问受试者是否看到白色视标，直到刚看到视标为止，记下弧架上的刻度，再从中央向周边慢慢移动视标，直到看不到视标为止，记下弧架上的纬度，求出平均值，即得到该经纬度上的白色视野坐标，在视野记录纸上标注该经度的视野。

（2）测定 135°、180°、225°、270°、315°、360°、0° 经度的视野：将弧架旋至 135°、180°、225°、270°、315°、360°、0° 经度上，再用上述方法测出此 7 个经度上的白色视野坐标并标注到视野记录纸上，用平滑曲线将视野记录纸上的各点连接起来，即为该眼白色视野。

4. 依同法测红色、绿色、蓝色视野。

【注意事项】

1. 照明要始终一致，受试者应背光而坐。

2. 测定视野时被测试眼应始终直视视野计上的小镜子，不能转动眼球。

3. 测定有色视野时需受试者分辨出视标的颜色（不仅是看到视标）后才能记录坐标，其他人不得暗示或提示。

4. 测试中间可以休息，以免因眼球疲劳而影响测试结果。

【思考题】

1. 请举几个实例说明现实生活中对视野的利用。

2. 为什么白色视野最大？

3. 维生素 A 缺乏时可以引起夜盲症，夜盲症患者的视野会发生什么变化？为什么？

（大连大学　郎明非）

实验二　理化因素及药物对蛙心功能的影响

【目的】　学习离体蛙心灌流的方法；观察内环境理化因素改变及几种药物对心脏活动的影响。

【原理】　两栖类动物的离体心脏，用理化特性类似于其血浆的林格液灌流时，在一定时间内仍然能保持有节律的舒缩活动。改变灌流液的理化特性或加入某些药物，这种节律性的舒缩活动也随之发生改变，说明内环境理化因素的相对恒定是维持心脏正常节律性活动的必要条件，某些药物可影响心脏的功能活动。

【动物】　蟾蜍或蛙。

【试剂/药品】　林格液、0.65%氯化钠溶液、2%氯化钙溶液、1%氯化钾溶液、1∶10 000 肾上腺素溶液、1∶100 000 乙酰胆碱溶液、1∶10 000 普萘洛尔溶液、1∶2000 硫酸阿托品溶液、2.5%碳酸氢钠溶液、3%乳酸溶液等。

【器材】　生物信号采集处理系统、张力换能器、蛙类手术器械一套、蛙板、蛙心插管、蛙心夹、铁支架、双凹夹、刺激电极、棉线、小烧杯、滴管、丝线等。

【方法与步骤】

1. 制备离体蛙（蟾蜍）心

（1）破坏蟾蜍或蛙的脑和脊髓，暴露心脏（参照第四章实验三相关内容）。

（2）蛙心插管（图 5-33）

1）先在左、右二主动脉下方穿一线，并打一松节（先不结扎）留作固定蛙心插管用。

2）再在左主动脉下穿一线结扎。手提起结扎线，用眼科剪在左侧主动脉距分叉约 3mm 处向心脏方向剪一斜口，右手将盛有少量林格液的蛙心插管由此口插入，先进入动脉圆锥，然后在心室收缩时，向前并略向左推动蛙心插管，使之经主动脉瓣插入心室内（注意：为使蛙心插管顺利插入心室，应使心室与动脉圆锥成一直线）。进入心室的标志：随着心室搏动，均有血液喷入插管，插管的液面随着心搏而升降。结扎插管并将结扎线固定于插管侧面的小钩上，以防标本滑脱。注意在蛙心插管插入心室后，用吸管及时吸出管内的血液，更换新鲜林格液。提起插管，剪断主动脉左、右侧分支。

3）轻轻提起插管和心脏，在静脉窦下方绕一线，将左、右肺静脉及前、后腔静脉一起结扎（切勿损伤静脉窦），在结扎线下方剪去所有牵连的组织，将心脏摘出。用林格液反复冲洗至插管内林格液完全澄清无色为止。以后实验注意每次换液时，插管内液面应保持相同的高度。

2. 连接实验装置

（1）用夹子将蛙心插管固定于铁支架上，张力换能器固定于蛙心插管下方，通过蛙心夹与棉线将离体蛙心与张力换能器相连，换能器插头插入相应通道（图 5-34）。

（2）打开外置仪器电源，启动计算机，鼠标双击系统软件图标进入系统环境。

（3）鼠标点开显示屏上端的"实验"菜单，然后单击"循环"栏目中的"蛙心灌流"，系统即自动设置好实验参数、弹出刺激器对话框，并处于示波状态。此时可在屏幕上观察到正常的心搏曲线。

（4）实验参数：采集频率为 400Hz；扫描速度为 2s/div。

（5）待标本功能状态正常、收缩稳定后，开始记录。

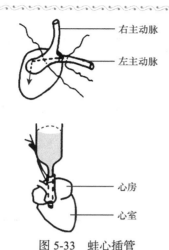

图 5-33　蛙心插管

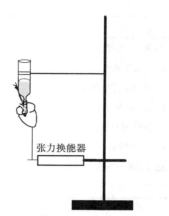

张力换能器

图 5-34　离体蛙心灌流实验装置连接

3. 观察项目

（1）描记正常心搏曲线：曲线的疏密代表心跳的频率；曲线的规律性代表心跳的节律性；曲线的幅度代表心室收缩的强弱；曲线的顶点水平代表心室收缩的程度；曲线的基线代表心室舒张的程度。

（2）不同离子对心脏活动的影响

1）吸出插管内全部灌流液，换入 0.65% 氯化钠溶液，观察心脏收缩曲线变化。待效应明显后，吸出灌流液，用新鲜林格液换洗至曲线恢复正常。

2）加入 1～2 滴 2% 氯化钙溶液于新换入的林格液中，观察心脏收缩曲线变化。待出现效应后，用新鲜林格液换洗至曲线恢复正常。

3）加入 1～2 滴 1% 氯化钾溶液于新换入的林格液中，观察心脏收缩曲线变化。待出现效应后，用新鲜林格液换洗至曲线恢复正常。

（3）药物对心脏活动的影响

1）向插管林格液内加入 1∶10 000 肾上腺素溶液 1～2 滴，观察心脏收缩曲线变化。出现效应后，用新鲜林格液换洗至曲线恢复正常。

2）向插管林格液内加入 1∶10 000 普萘洛尔溶液 1～2 滴，数十秒后，再向插管内滴加 1∶10 000 肾上腺素溶液 2 滴，观察心脏收缩曲线的变化。用新鲜林格液换洗至曲线恢复正常。

3）向插管林格液内加入 1∶100 000 乙酰胆碱溶液 1～2 滴，观察心脏收缩曲线变化。出现效应后，用新鲜林格液换洗至曲线恢复正常。

4）向插管林格液内加入 1∶2000 硫酸阿托品溶液 1～2 滴，数十秒后，再向插管内滴加 1∶100 000 乙酰胆碱溶液 2 滴，观察心脏收缩曲线的变化。用新鲜林格液换洗至曲线恢复正常。

（4）酸碱的影响

1）向插管林格液内加入 2.5% 碳酸氢钠溶液 1～2 滴，观察曲线变化。出现效应后，用新鲜林格液换洗至曲线恢复正常。

2）向插管林格液内加入 3% 乳酸溶液 1～2 滴，观察曲线变化。出现效应后，再加入 2.5% 碳酸氢钠溶液 2 滴，观察曲线变化。

【结果记录方式】　各组将实验结果填入表 5-2。

表 5-2　理化因素及药物对蛙（蟾蜍）心脏活动的影响

观察项目	心跳频率变化（次/min）	心跳幅度变化
正常对照		
0.65% 氯化钠溶液		

续表

观察项目	心跳频率变化（次/min）	心跳幅度变化
2%氯化钙溶液		
1%氯化钾溶液		
1：10 000 普萘洛尔溶液		
1：10 000 肾上腺素溶液		
1：2000 硫酸阿托品溶液		
1：100 000 乙酰胆碱溶液		
2.5%碳酸氢钠溶液		
3%乳酸溶液		

【注意事项】

1. 每次换液时，液面均应保持一定的高度。

2. 每次换入灌流液或滴加药物出现明显效应后，应立即吸出全部灌流液，并以新鲜林格液换洗 2～3 次，待心跳恢复正常后，再进行下一步骤。

3. 每次加入药物后，应立即用滴管轻轻混匀，使之迅速发挥作用。

4. 加药物时，每次不宜太多，先加 1～2 滴，如作用不明显时再补加。

5. 随时滴加林格液于心脏表面，使之保持湿润状态。

6. 固定换能器时，应稍向下倾斜，以免自心脏滴下的水流入换能器内。

【思考题】

1. 蛙心插管由动脉圆锥插入心室时，是在心室收缩时还是舒张时插入好？为什么？

2. 说明各种离子及药物对心脏活动影响的机制。

【知识拓展】 心肌细胞收缩时对细胞外液钙离子依赖性大。这是因为心肌细胞的肌质网不如骨骼肌的发达，储存钙离子量少。在心肌细胞动作电位平台期，细胞外的钙离子通过 L 型钙离子通道流入，使胞质内钙离子浓度升高，钙离子浓度升高可触发肌质网释放大量钙离子，使胞质内钙离子浓度大约升高 100 倍，从而引起心肌收缩。这种由少量钙离子内流引起细胞内钙离子库释放大量钙离子的过程，称为钙触发钙释放。胞质内钙离子浓度升高时，钙离子与肌钙蛋白结合，引起肌丝滑行，导致心肌细胞收缩。因此，细胞外高钙时，心肌兴奋过程中内流的钙离子增加，心肌的收缩力增强，严重高钙时心肌可停止在收缩状态。如果去除细胞外钙离子，将发生兴奋-收缩脱耦联现象，即有动作电位产生但无心肌收缩。

心肌细胞收缩对细胞外液中钙离子的依赖性是由林格发现的。他的助手在用自来水代替蒸馏水配制蛙心收缩实验的溶液时，发现心脏在自来水中比在蒸馏水配制的溶液中跳得更有力、更持久。为此林格做了进一步分析和研究，发现自来水中存在的钙离子具有增强心肌收缩力的作用。这一发现为以后对钙离子其他生理作用及其病理和药理学功能的研究奠定了基础，被誉为生命科学领域的伟大发现。

（大连大学　嵇志红）

实验三　正常血压的调节及失血性休克的观察与治疗

【目的】 学习哺乳动物动脉血压的直接描记方法，观察神经和体液因素对动脉血压的影响；掌握失血性休克动物模型的复制，观察休克时微循环和血压的变化；设计抢救方案，了解休克抢救时扩容及应用血管活性药物的意义，加深对休克防治原则的理解。

【原理】

1. 正常血压的调节　正常情况下，人和动物的动脉血压维持相对恒定，是神经调节和体液调节经常起作用的结果。支配心脏的主要神经是交感神经和副交感神经。心交感神经兴奋使心跳加快加强，兴奋传导加速，从而心输出量增加，血压升高。支配心脏的副交感神经为心迷走神经，兴奋时使心跳变慢，心房收缩力减弱，从而心输出量减少，血压降低。血管绝大多数受交感缩血管神经纤维支配。交感缩血管神经兴奋时，血管平滑肌收缩，外周阻力增加，血压升高；反之，血压下降。中枢通过反射作用调节心血管的活动，改变心输出量和外周阻力，从而调节动脉血压。在心血管活动的反射性调节中最重要的是降压反射。

体液调节因素之一是去甲肾上腺素。去甲肾上腺素主要激活 α 受体，对 β 受体作用较小，因而可使外周阻力增加，动脉血压升高。

2. 休克的分期及发病机制　根据微循环学说，休克是各种强烈致病因子作用于机体引起有效循环血量减少，微循环灌流障碍，使重要生命器官血液灌注不足，从而导致细胞功能紊乱的全身危重性病理过程。休克分为 3 个时期。

（1）缺血性缺氧期（休克早期或代偿期）：此期交感-肾上腺髓质系统强烈兴奋，造成全身小血管持续痉挛，口径明显缩小，其中毛细血管前阻力增加显著，同时大量真毛细血管网关闭，毛细血管血流限于直接通路，组织灌流量减少，出现少灌少流，灌少于流的情况。

（2）淤血性缺氧期（微循环淤滞期或休克期）：此期血液不再局限于通过直接通路，而是经过开放的毛细血管前括约肌大量涌入真毛血管网，微动脉、后微动脉痉挛减轻，血浆外渗、血黏度增加，血流速度缓慢，组织灌而少流、灌大于流，发生淤血性缺氧。组织处于严重低灌流状态，缺氧更为严重。

（3）休克的难治期（休克晚期或微循环衰竭期）：此期可发生弥散性血管内凝血和（或）重要器官功能衰竭，甚至发生多系统器官功能衰竭，给治疗带来极大困难，因而又称为不可逆性休克或难治疗性休克。

3. 休克防治的病理生理基础

（1）病因学防治：处理原发疾病，去除休克原始动因。

（2）发病学防治：扩充血容量，纠正酸中毒，合理使用血管活性药物，防治细胞损伤等。根据休克的防治原则对失血性休克进行抢救。

【动物】　家兔，2.5～3.0kg，雌、雄兼用。

【试剂/药品】　20%氨基甲酸乙酯溶液、0.3%肝素溶液、生理盐水、1：10 000 去甲肾上腺素溶液、5%葡萄糖生理盐水、1：10 000 异丙肾上腺素溶液、中分子右旋糖苷、消旋山莨菪碱（654-2）。

【器材】　生物信号采集处理系统、曲臂显微镜、兔手术台、兔手术器械一套、动脉插管、动脉夹、注射器（1ml、5ml、20ml、50ml）、细塑料管、小烧杯、输液装置、玻璃分针、各色线等。

【方法与步骤】

1. 手术准备

（1）动物称重、麻醉、固定：用 20%氨基甲酸乙酯溶液按 1g/kg 剂量从耳缘静脉缓慢注入。注射过程中密切观察动物的肌张力、心跳、呼吸及角膜反射等以免麻醉过深。将动物仰卧位固定于手术台上，用弯剪剪去颈部手术野的毛以便手术。

（2）颈部手术：分离颈部的神经和血管。

1）分离右侧颈外静脉：沿颈部正中做 5～7cm 长的切口，将皮分向两侧，颈部皮下可见一粗大静脉即为颈外静脉，用止血钳钝性分离右侧颈外静脉 2～3cm，下穿 2 条丝线备用。

2）分离右侧减压神经、右侧迷走神经、右侧颈总动脉：分离皮下组织和肌肉，暴露气管。将气管两旁的肌肉拉开，便可在气管两侧的深部找到包在颈动脉鞘内的颈总动脉、颈迷走神经、颈交感神经及减压神经。仔细辨认迷走神经（最粗）和减压神经（最细），用玻璃分针或蚊式钳依次分离出右侧的减压神经、迷走神经和颈总动脉，分别穿线（用生理盐水浸湿的有色丝线）标记备用。分离时不要过度牵拉，以免损伤神经。右侧颈总动脉可用于阻断血流。

3）分离左侧颈总动脉：找到左侧颈总动脉并分离（尽量分离长些），其下穿两根丝线以便做结扎和固定动脉插管用。左侧颈总动脉用于测量血压和接受牵拉刺激。

（3）腹部手术：游离小肠袢观察肠系膜微循环。

1）在腹部剑突与耻骨之间中央，沿腹白线做长约 10cm 的正中切口，打开腹腔。

2）将曲臂显微镜移至切口最近处，固定曲臂。在微循环观察水槽内加入 37℃生理盐水。

3）选一段游离度较大的小肠袢（常在左上腹部易于找见），轻轻将其拉出，放在微循环观察水槽内。

4）打开光源调节钮，调整光亮度，在 4 倍物镜下，选择微循环血管丰富、血流情况良好并能观察清晰的部位后，用盖板固定肠系膜（注意肠系膜不可过度牵拉或受压）。

（4）股部手术：在股三角区剪毛，用手触摸股动脉搏动，辨明动脉走向后做 3～5cm 长皮肤切口，分开皮肤，在股三角区即可见到股动脉、股静脉和股神经，小心钝性分离股动脉，并在其下穿 2 条丝线。

（5）全身血液肝素化：耳缘静脉注射 0.3%肝素溶液（剂量 1ml/kg）。此后每隔 1h 补注 1ml。

2. 颈总动脉插管描记动脉血压

（1）在左颈总动脉的近心端夹一动脉夹，然后结扎其远心端（保留结扎线），在动脉夹与结扎线之间一般应相距 3cm。在结扎的下方用眼科剪做一斜口，向心脏方向插入动脉插管（插入之前，动脉插管内必须灌满抗凝剂），用已穿好的丝线将动脉插管扎紧并固定，以防插管从插入处滑出。慢慢打开动脉夹，把插管固定好。

（2）打开计算机，进入动脉血压调节实验，调整好实验参数，即可进行实验观测。

3. 神经体液调节实验

（1）观察正常血压曲线

1）一级波（心搏波）：由心室的舒缩活动引起的血压波动，心缩时上升，心舒时下降，其频率与心率一致。

2）二级波（呼吸波）：由呼吸时肺的张缩所引起的血压波动，吸气时上升，呼气时下降。

3）三级波：不常出现，产生原因尚未完全清楚，可能由心血管中枢紧张性的周期性变化所致。

（2）牵拉一侧（插管侧）颈总动脉：手持左颈总动脉远心端上的结扎线向心脏方向快速牵拉 5～10s，观察血压的变化。

（3）夹闭一侧（未插管侧）颈总动脉：用动脉夹夹闭右侧颈总动脉 10～15s 以阻断血流，观察血压的变化。

（4）刺激减压神经：调节刺激器的输出强度与频率于中等程度，用连续电刺激刺激右侧减压神经，观察血压的变化。

（5）刺激迷走神经：刺激右侧迷走神经，观察血压的变化。

（6）静脉注射去甲肾上腺素：耳缘静脉注射 1∶10 000 去甲肾上腺素溶液 0.3ml，观察血压的变化。

4. 观察指标 分别观察正常时、少量放血、大量放血及实验性抢救后以下几个指标的变化并比较。

（1）血压变化。

（2）组织微循环血流：①肠系膜微循环。辨别肠系膜微动脉、微静脉和毛细血管网，观察血流速度、血管数目、毛细血管入口及出口口径，找出标记血管，以便固定视野做各项动态比较。②兔口唇黏膜颜色。③对光透视耳壳血管口径及血流。

（3）呼吸及心率。

5. 复制失血性休克动物模型，观察血压及其他各项指标的变化。

（1）股动脉插管：用丝线结扎股动脉远心端，用动脉夹夹住股动脉近心端，在二者间靠近结扎处用眼科剪在股动脉壁上剪一小口，然后向心方向插入一个细塑料管（管内事先充满肝素溶液），结扎固定。

（2）放血前观察动物各项指标作为对照。

（3）少量放血：打开股动脉上的动脉夹，少量放血，放血量约为全血量的1/10（全血量按体重8%或80ml/kg计算），夹闭动脉夹。观察10min内各项指标的变化，尤其是血压和微循环的变化。放出的血液用注射器行抗凝收集，预备实验性抢救时用。

（4）大量放血：少量放血10min使血压稳定后，打开股动脉上的动脉夹放血，血量为全血量的1/5～1/4，放血时间为3～5min（切勿过快），使平均动脉压降至30～40mmHg。如血压回升，可再放血，在20～30min维持动脉血压在40mmHg左右的水平（即失血性休克状态）。观察血压、微循环血流、呼吸和心率的变化。

注意：两次放血后，每5min记录一次平均动脉压、收缩压、舒张压；观察微循环血流变化；记录呼吸与心率变化。

6. 实验性抢救　根据失血性休克的病理生理变化，按对休克发病学的防治原则（纠酸、扩容、选择血管活性药及防治细胞损伤等），分组自行设计抢救方案，观察并比较各项救治措施后血压和微循环的变化效果。

（1）颈外静脉输液：可在开始抢救前做好操作。结扎颈外静脉远心端，牵提此线，在颈外静脉壁用眼科剪剪一小口，沿其向心脏方向插入与输液装置相连的细塑料管（事先充满液体并排气），另一线结扎固定，调节流速到合适速度（急救治疗时40～60滴/min）。

（2）急救治疗分组

1）静脉输入5%葡萄糖生理盐水。

2）静脉输入去甲肾上腺素（2mg溶于250ml生理盐水中）。

3）静脉输入中分子右旋糖苷。

4）静脉输入生理盐水，并耳缘静脉注射1：10 000异丙肾上腺素1ml。

5）静脉输入654-2（2mg溶于250ml生理盐水中）。

6）静脉快速输回抗凝收集的血液。

抢救治疗后，再复查动物一般情况及各项生理指标和微循环血流是否恢复正常。

【结果记录方式】　各组将实验结果分别填入表5-3～表5-5中。

表5-3　神经体液调节实验结果

项目	平均动脉压（mmHg）	微循环血流	心率（次/min）	呼吸频率（次/min）
正常				
牵拉颈总动脉				
夹闭颈总动脉				
刺激减压神经				
刺激迷走神经				
注射1：10 000去甲肾上腺素溶液				

表 5-4　少量及大量失血后实验结果

项目	时间（min）	平均动脉压（mmHg）	微循环血流	心率（次/min）	呼吸频率（次/min）
少量放血	0				
	5				
	10				
大量放血	0				
	5				
	10				
	15				
	20				

表 5-5　实验性抢救后实验结果

项目	平均动脉压（mmHg）	微循环血流	心率（次/min）	呼吸频率（次/min）
抢救前				
5%葡萄糖生理盐水				
1∶10 000 去甲肾上腺素溶液				
中分子右旋糖苷				
1∶10 000 异丙肾上腺素溶液				
654-2（2mg 溶于 250ml 生理盐水）				
抗凝血液				

【注意事项】
1. 本实验手术多，要减少手术性出血和休克。
2. 保护耳缘静脉，注射时先从耳尖部进针，如不成功，再移向耳根部。
3. 插动脉插管时勿用力牵拉动脉，插管后保持插管与动脉平行，以免阻断血流或刺破血管。
4. 各种血管插管在插管前一定先充满一定量肝素液体，并排出气泡。
5. 麻醉深浅度要适宜，如深度不够，及时补充适量麻醉药。
【思考题】
1. 少量失血时动脉血压有何变化？请用所学知识解释。
2. 在不同时期各指标变化的原因是什么？

（大连大学　嵇志红　高　卫）

实验四　生理因素及药物对家兔尿生成的影响

【目的】　学习掌握膀胱或输尿管插管技术；观察各种因素对尿生成的影响，分析其作用机制。
【原理】　尿的生成过程包括肾小球的滤过、肾小管和集合管的重吸收及肾小管和集合管的分泌与排泄。凡能影响这些过程的因素都会引起尿量或尿液质的变化。本实验观察不同因素对尿生成的影响。
【动物】　家兔，2.5～3.0kg，雄性。
【试剂/药品】　20%氨基甲酸乙酯溶液、0.3%肝素溶液、生理盐水、20%葡萄糖溶液、1∶10 000

去甲肾上腺素溶液、呋塞米（速尿）、垂体后叶素、生理盐水。

【器材】 生物信号采集处理系统、兔手术台、家兔手术器械一套、动脉插管、膀胱插管、输尿管插管、电刺激器、刺激电极、保护电极、记滴器、细塑料管、尿糖试纸、注射器（1ml、10ml、20ml）、试管、试管夹、酒精灯、烧杯、纱布、丝线等。

【方法与步骤】

1. 手术

（1）麻醉与固定：用 20%氨基甲酸乙酯溶液按 1g/kg 剂量从家兔耳缘静脉注射进行麻醉，然后将家兔仰卧位固定于手术台上，剪去颈部及下腹部被毛。分离左侧颈总动脉及迷走神经。

（2）实验装置：基本与血压描记装置相同，外加记滴器一个。

（3）尿液收集：可选用输尿管插管法或膀胱导尿法。

1）输尿管插管法：在耻骨联合上方，沿正中线向上做 5cm 长皮肤切口，沿腹白线切开腹腔（勿损伤腹腔脏器），将膀胱轻轻移出体外，暴露膀胱三角，在膀胱底部找到两侧输尿管。先将一侧输尿管与周围组织轻轻分离，注意勿损伤血管，以免出血。在输尿管下穿两条线，一条在近膀胱端结扎，另一条备用，在结扎处上部剪一斜口，把充满肝素的塑料管向肾脏方向插入输尿管内，结扎固定，进行导尿。用相同方法处理对侧输尿管，将两导管开口端连于记滴器上，以便记滴。手术完毕后用温热（38℃左右）的生理盐水纱布将腹部切口盖住，以保持腹腔内温度和湿度。

2）膀胱导尿法：在耻骨联合上方，沿正中线向上做 4cm 长皮肤切口，再沿腹白线剪开腹腔（勿损伤腹腔脏器），找出膀胱，然后将膀胱轻轻移至腹腔外。在膀胱底部找到两侧输尿管，认清两侧输尿管在膀胱开口的部位。小心地从两侧输尿管的下方穿一丝线，将膀胱上翻，结扎尿道。然后在膀胱顶部血管较少处剪一小口，插入充满生理盐水的膀胱插管，用线结扎固定。插管漏斗口应对着输尿管开口处并紧贴膀胱壁。膀胱插管的另一端连接记滴器的受滴器。手术完毕，用温热生理盐水纱布盖住腹部创口。

（4）颈总动脉插管：在左颈总动脉的近心端夹一动脉夹，然后结扎其远心端。在结扎线的下方用眼科剪做一斜口，向心脏方向插入动脉插管（插入之前，动脉插管内必须充满抗凝剂），用已穿好的丝线将动脉插管扎紧，并缚紧固定，以防插管从插入处滑出。慢慢打开动脉夹，把插管固定好。打开计算机，进入动脉血压调节实验并记录。

2. 观察项目

（1）描记一段正常血压曲线，记录正常尿量（滴/min）。

（2）静脉快速注射 37℃生理盐水 20ml，观察血压和尿量变化。

（3）用保护电极刺激迷走神经，使血压维持在 40～50mmHg 5min 左右，观察血压和尿量变化。

（4）静脉注射 1：10 000 去甲肾上腺素溶液 0.5ml，观察血压和尿量变化。

（5）取尿液 2 滴，用尿糖试纸测定尿糖。然后静脉注射 20%葡萄糖溶液 5ml，观察血压和尿量变化。待尿量明显增多时，再取 2 滴尿液做尿糖定性实验。

（6）静脉注射垂体后叶素 2U，观察血压和尿量变化。

（7）静脉注射呋塞米（5mg/kg），5min 后观察血压和尿量变化。

【结果记录方式】 各组将实验结果填入表 5-6。

表 5-6 各种因素对尿量和血压的影响

观察项目	尿量（滴/min）		血压（mmHg）
	用药前	用药后	
正常			
37℃生理盐水			

续表

观察项目	尿量（滴/分）		血压（mmHg）
	用药前	用药后	
刺激迷走神经			
1：10 000 去甲肾上腺素溶液			
20%葡萄糖溶液			
垂体后叶素			
呋塞米			

【注意事项】

1. 实验前应多给家兔喂青菜，增加基础尿量。
2. 本实验多次进行静脉注射，应注意保护耳缘静脉，从耳尖部位开始注射，逐步移向耳根部。
3. 手术操作应轻柔，避免损伤性尿闭。
4. 每次实验应在血压、尿量基本恢复对照值后再进行。

【思考题】

1. 静脉注射 20%葡萄糖溶液和温生理盐水 20ml 引起多尿的机制是什么？
2. 静脉注射呋塞米和垂体后叶素后尿量各有何变化？为什么？

【知识拓展】　肾小球滤过率（glomerular filtration，GFR）是每分钟两侧肾生成的超滤液量。临床上常用 GFR 评价肾功能的损害程度。GFR 在一天不同时间有差别，下午最高，夜间最低。GFR 的正常水平与最大值之间的差距反映肾脏功能的储备能力。

　　GFR 等于滤过系数（K_f）与有效滤过压（P_{UF}）的乘积。正常情况下 K_f 值的变化很小，某些病理情况时，K_f 值的改变可影响肾小球的滤过。K_f 与滤过膜的面积及通透性有关。正常人两侧肾脏全部肾小球滤过膜的总面积约为 $1.5m^2$，有利于滤过液的生成。生理情况下，人两肾的全部肾小球始终处于滤过状态，因而有效滤过面积相对稳定。某些病理状态下，如急性肾小球肾炎时，肾小球毛细血管的管腔变窄或阻塞，导致有滤过功能的肾小球数量减少，有效滤过面积随之减小，GFR 降低；再如急性肾衰竭、梗阻性肾病及庆大霉素中毒等情况下，由于病理过程损伤了肾小球毛细血管，有效滤过面积减小，故 GFR 也降低。还有些体液因素和药物可使肾小球的系膜细胞收缩，导致滤过膜面积减小，使 GFR 降低。

（大连大学　嵇志红）

实验五　有机磷酸酯类中毒与解救及胆碱酯酶活性测定

【目的】　观察有机磷酸酯类中毒的症状；掌握有机磷酸酯类中毒解救药物的作用及机制；学习胆碱酯酶活性测定方法。

【原理】　有机磷酸酯类属于胆碱酯酶抑制剂，可抑制胆碱酯酶（ChE）活性，造成乙酰胆碱（ACh）在体内蓄积，引起一系列中毒症状（M 样、N 样和中枢神经系统症状）。抗胆碱药阿托品能拮抗 ACh 的作用，解除有机磷酸酯类中毒的 M 样症状；胆碱酯酶复活药解磷定可以恢复胆碱酯酶活性，主要改善中毒时的 N 样症状及中枢症状。两药合用可提高解救效果。

　　血液中的胆碱酯酶能将乙酰胆碱水解为乙酸和胆碱，在一定的温度、pH 和时间下，水解的乙酰胆碱量与酶的活力成正比。因此，在一定量的血液中，加入一定量的乙酰胆碱，经血液中的胆碱酯酶作用后，测定剩余的乙酰胆碱量便可得知已水解的乙酰胆碱量，从而测出胆碱酯酶的活力。

剩余乙酰胆碱量之测定，系利用乙酰胆碱与羟胺生成异羟肟酸，后者在酸性条件下又与 Fe^{3+} 作用，生成红棕色的异羟肟酸铁络合物，其颜色深浅可以反映乙酰胆碱含量的多少。反应过程如下：

1. 盐酸羟胺与氢氧化钠作用释放出游离羟胺。

$$NH_2OH \cdot HCl + NaOH \longrightarrow NH_2OH + NaCl + H_2O$$

2. 剩余 ACh 与游离羟胺作用，生成羟肟酸化合物。

$$(CH_3)_3 \equiv N — (CH_2)_2OCOCH_3 + NH_2OH \longrightarrow CH_3CONHOH + (CH_3)_3 \equiv N — (CH_2)_2OH$$

3. 羟肟酸化合物在酸性环境中与三氯化铁生成褐色的复合物（羟肟酸铁络合物）。

$$FeCl_3 + CH_3CONHOH \xrightarrow{pH1\sim1.5} \left[CH_3CONHO_3 \right] Fe \quad (褐色)$$

【动物】 家兔，2.5kg 左右，雌、雄兼用。

【试剂/药品】 5%敌百虫（美曲膦酯）溶液、0.1%硫酸阿托品溶液、2.5%解磷定溶液、1%肝素溶液、磷酸盐缓冲液（pH7.2）、0.007mol/L ACh 溶液、1mol/L 盐酸羟胺溶液、3.5mol/L 氢氧化钠溶液、10%三氯化铁溶液等。

【器材】 721 型分光光度计、恒温水浴、试管架、试管、吸管（0.2ml、1ml、2ml、5ml）、吸耳球、注射器（2ml、5ml、10ml）、针头（7 号、8 号）、记号笔、采血皿、兔盒、棉球、测瞳孔尺、滤纸、漏斗、手术灯、小烧杯等。

【方法与步骤】

1. 有机磷酸酯类中毒及解救

（1）取家兔 2 只，称重、编号，观察并记录正常活动情况、呼吸情况（有无呼吸困难、有无呼吸道分泌物等）、瞳孔大小、唾液分泌、大小便、肌张力及有无肌震颤等。

（2）将甲、乙两兔分别固定于兔盒内，于耳缘静脉用 2ml 注射器（预先用 1%肝素溶液润湿）各采血 0.5～1ml，注入采血皿（杯内预先滴入 2 滴肝素液，自然干燥后备用）中，并轻轻振荡防止凝血（不可过度振荡，以防溶血）。采血后静脉留置针，用于之后的采血及给药。甲、乙两份血样用于测定正常胆碱酯酶活性。

（3）甲、乙两兔分别由耳缘静脉快速注射 5%敌百虫溶液 2ml/kg（100mg/kg），观察并记录上述诸指标的变化，待中毒症状明显（出现肌颤）时，两兔均按上法采血 0.5～1ml，用于测定中毒后胆碱酯酶活性。然后，甲兔立即静脉注射 0.1%硫酸阿托品溶液 1ml/kg（1mg/kg），乙兔立即静脉注射 2.5%解磷定溶液 4ml/kg（100mg/kg），观察并记录两兔中毒症状的变化（要特别注意两兔症状的区别）。待中毒症状明显消失时，各兔再按上法采血 0.5～1ml，用于测定解救后胆碱酯酶活性。采血完毕，按上述剂量，甲兔补注解磷定，乙兔补注阿托品，观察注射药物后两兔中毒症状的进一步变化。

2. 全血胆碱酯酶活性的比色测定法（Hestrin 法）

（1）试剂配制

1）pH7.2 的磷酸盐缓冲液：取磷酸氢二钠 16.72g 和磷酸二氢钾 2.72g，加蒸馏水到 100ml。4℃冰箱保存。

2）0.007mol/L ACh 溶液：取 1g 氯乙酰胆碱，加蒸馏水 39.37ml 配成 2.54%溶液，4℃冰箱保存。用蒸馏水稀释成 0.007mol/L 溶液。

3）1mol/L 盐酸羟胺溶液：取盐酸羟胺 25g，加蒸馏水 359ml，配成 1mol/L 溶液备用，4℃冰箱保存。

4）3.5mol/L 氢氧化钠溶液：取氢氧化钠 14g，加蒸馏水至 100ml。

5）碱性羟胺溶液：取等体积的 1mol/L 盐酸羟胺溶液与 3.5mol/L 氢氧化钠溶液于临用前 20min 内混合而成。

6）10%三氯化铁溶液：取三氯化铁 10g，用 0.1mol/L 盐酸配成 100ml 溶液。

（2）胆碱酯酶活性测定：按表 5-7 操作，每加一种试剂后均需充分摇匀，保温时间须严格控制。每只兔做 5 支管。

表 5-7　全血胆碱酯酶活性比色测定法实验步骤

试剂	甲兔（或乙兔）加入量（ml）				
	空白管	标准管	正常管(中毒前)	中毒管	给解救药（阿托品或解磷定）后管
pH7.2 磷酸盐缓冲液	0.9	0.9	0.9	0.9	0.9
全血	0.1	0.1	0.1	0.1	0.1
37℃水浴 3min					
0.007mol/L ACh 溶液	—	—	1.0	1.0	1.0
37℃水浴 20min					
碱性羟胺溶液	4.0	4.0	4.0	4.0	4.0
0.007mol/L ACh 溶液	—	1.0	—	—	—
室温静置 2min					
4mol/L HCl 溶液	2.0	2.0	2.0	2.0	2.0
10% FeCl₃ 试剂	2.0	2.0	2.0	2.0	2.0
0.007mol/L ACh 溶液	1.0	—	—	—	—

混匀后放置 2min，另取 10 支试管，将上列各管分别过滤。取其滤液于 15min 内用 721 型分光光度计比色，波长 520nm，以空白管调 0，读取标准管与测定管的光密度值。

（3）计算

$$全血胆碱酯酶活性(U/ml) = \frac{标准管光密度值-测定管光密度值}{标准管光密度值} \times 70\% \qquad (5-2)$$

注：通常以 1ml 血液在规定条件下能分解 1μmol 乙酰胆碱定为一个胆碱酯酶活力单位。计算式中的"70"是由于每管中加有 7μmol 乙酰胆碱、0.1ml 血液，故 7×1.0/0.1 = 70。

【结果记录方式】　将实验结果填入表 5-8。

表 5-8　有机磷酸酯类药物中毒及其解救的实验结果

指标	呼吸（次/min）	瞳孔大(cm)	唾液分泌	大小便失禁	肌颤	药物作用出现时间（min）	药物作用	胆碱酯酶活性（U/ml）
正常（甲）								
正常（乙）								
敌百虫（甲）								
敌百虫（乙）								
阿托品（甲）								

续表

指标	呼吸（次/min）	瞳孔大(cm)	唾液分泌	大小便失禁	肌颤	药物作用出现时间（min）	药物作用	胆碱酯酶活性（U/ml）
解磷定（乙）								
阿托品（乙）								
解磷定（甲）								

注：唾液分泌、大小便失禁、肌颤等的程度以"-、+、++、+++"表示；药物作用一栏填写引起毒性反应或解救效应的主要机制

【注意事项】

1. 加三氯化铁显色后，棕红色铁络合物易褪色，必须控制在 20min 内比色完毕。

2. 溶液一定要澄清，如果出现混浊，会使吸光度升高，从而使胆碱酯酶活性偏低。

3. 注射解磷定时速度不能过快，浓度不能过高。

【思考题】

1. 有机磷酸酯类的中毒机制及主要临床表现。

2. 甲兔注射阿托品后可以缓解哪些中毒症状？对哪些中毒症状无效？其原因是什么？

3. 甲兔注射解磷定后解除了何种症状？根据结果分析解磷定的解毒机制及作用特点。

（大连大学　李春实）

实验六　理化因素及传出神经系统药物对离体家兔肠平滑肌活动的影响

【目的】　学习离体肠管实验方法；观察哺乳动物小肠平滑肌的一般特性；观察某些理化因素的变化及传出神经系统药物对离体肠管平滑肌的作用。

【原理】　离体小肠平滑肌在适宜的环境中仍可保持其生理特性。胃肠平滑肌的特性与骨骼肌不同，它具有自动节律性、较大的伸展性，并对化学物质、温度变化及牵张刺激比较敏感。胃肠平滑肌的收缩反应主要由副交感神经控制，肠肌细胞膜上富含 M 胆碱受体，M 受体激动剂和拮抗剂均可明显影响其收缩效应。

【动物】　家兔，2.5kg 左右，雌、雄兼用。

【试剂/药品】　蒂罗德液、无钙蒂罗德液、0.01%肾上腺素溶液、0.01%和 0.001%乙酰胆碱溶液、1%氯化钙溶液、1mol/L 盐酸溶液、1mol/L 氢氧化钠溶液、0.01%毒扁豆碱溶液、0.1%硫酸阿托品溶液、1%氯化钡溶液。

【器材】　生物信号采集处理系统、恒温平滑肌槽、张力换能器、双凹夹、大烧杯、培养皿、粗剪刀、手术剪、眼科镊、注射器（1ml、10ml、20ml）、滴管等。

【方法与步骤】

1. 恒温平滑肌槽的调试　在恒温平滑肌槽的大浴槽内放满水至环绕标线处。在预液管内加满蒂罗德液，然后按下恒温平滑肌槽装置右侧面板上的加液按钮，使预液管内的预温蒂罗德液流入至药液管内，直到预先标记的液面高度。肌槽装置的右侧面有与药液管相通的出液管，用弹簧夹夹住以控制出液量。在实验过程中，每次换蒂罗德液均灌至液面标记处。恒温肌槽的温度设定为 38℃，用面板上的温度调节旋钮调至 38℃，仪器将自动升温至设定温度。最后打开侧面板上的供氧开关，供氧气或空气，即可在药液管内产生气泡。气泡大小用面板上的气量调节旋钮调节，使气泡一个接

一个不断涌出。但气泡不宜过多过急，以免液面振动而影响实验记录。涌出气泡也不宜过少，以免标本得不到足够的供氧而影响其活动（图 5-35）。

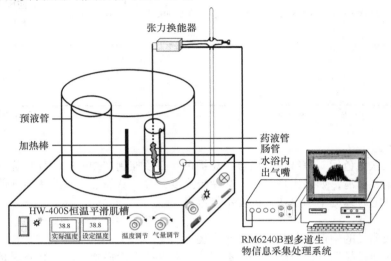

图 5-35　离体肠平滑肌实验装置图

2. 标本的制备　取禁食 24h 家兔一只，用木槌击打头枕部致死。立即剖腹找到胃幽门部与十二指肠交界处，先将肠系膜沿肠缘剪去，然后剪取此段肠管 20～30cm，放入盛有室温蒂罗德液的培养皿中。去除附着于肠壁上的脂肪组织和剩余肠系膜，用蒂罗德液冲洗肠管内容物。将冲洗干净的肠管放入新鲜蒂罗德液中备用。当开始实验时，剪取一段长 1.5～2.0cm 的肠管，两端分别用细线结扎，一端系于药液管内的肠段挂钩上，另一端系于张力换能器的弹性悬梁臂上。适当调节换能器的高度，使其与标本连接线的松紧度合适，也就是给予肠管一合适的基础张力（前负荷 1～4g），而且标本和连线必须悬垂于药液管的中央，不得与管壁和挂钩杆接触，以免影响肠段的正常蠕动。

3. 仪器装置的连接与使用　张力换能器与生物信号采集处理系统的通道 1 相连，打开电源，点击电脑屏幕桌面上的实验界面，在实验项目中选择"消化类实验"的"消化道平滑肌生理特性实验"。根据信号窗口显示的小肠平滑肌收缩活动的曲线，调试增益和扫描速度。

4. 观察项目

（1）记录离体小肠平滑肌的正常收缩曲线（温度 38℃），注意观察收缩节律、幅度、频率和基线水平。基线升高，表示小肠平滑肌的紧张性升高；基线下降，则表示紧张性降低。

（2）几种理化因素的影响

1）温度的影响：将室温（20～25℃）蒂罗德液换入药液管内后，观察收缩运动的变化，并与38℃蒂罗德液条件下所记录的正常曲线做比较。待变化明显后，将药液管内蒂罗德液换成 38℃新鲜蒂罗德液，使肠平滑肌收缩曲线恢复到正常水平。

2）酸碱度的影响：在药液管内滴加 1mol/L 盐酸溶液 0.4ml，观察小肠平滑肌的反应。在小肠平滑肌收缩明显变化的基础上，再将 1mol/L 氢氧化钠溶液 0.4ml 加入药液管内，观察小肠平滑肌的反应。效果明显后立即放掉药液管中蒂罗德液，更换 38℃新鲜蒂罗德液，重复更换 3～4 次，待平滑肌节律收缩恢复至对照水平。

3）钙离子的作用：将药液管内蒂罗德液全部更换为无钙蒂罗德液，待收缩曲线明显减弱后，立即加入 1%氯化钙溶液 0.4ml，观察收缩曲线的变化。作用出现后，立即冲洗并更换新鲜的蒂罗德液，待收缩曲线恢复至对照水平。

（3）肾上腺素的作用：向药液管内加入 0.01%肾上腺素溶液 0.2ml，观察小肠平滑肌收缩曲线的变化。待作用出现后，立即冲洗并更换新鲜蒂罗德液，待肠段活动恢复至正常。

（4）乙酰胆碱的作用

1）向药液管内加入 0.01%乙酰胆碱溶液 0.1ml，观察小肠平滑肌活动的变化。待作用出现后，按上述方法立即冲洗和更换新鲜的蒂罗德液，待肠段活动恢复至正常。

2）向药液管内加入 0.01%毒扁豆碱溶液 0.1ml，观察小肠平滑肌的反应。待效果出现后，立即加入 0.01%乙酰胆碱溶液 0.1ml，观察平滑肌活动的变化，并将此项结果与上一项中单用 0.01%乙酰胆碱溶液 0.1ml 时的作用进行比较分析。

3）待肠平滑肌收缩显著时，立即加入 0.1%硫酸阿托品溶液 0.2ml，观察小肠平滑肌反应。

4）待作用出现后，药液管内加入 1%氯化钡溶液 1ml，观察平滑肌收缩曲线的变化。

【结果记录方式】 剪辑平滑肌收缩曲线，标记所给药物的名称，打印。

【注意事项】

1. 制作离体肠管标本时，动作要轻柔而迅速，避免牵拉肠管。

2. 肠管两端对角各穿一根线结扎，但不要过紧，以免影响营养液的流通。

3. 保证预液管内储备充足的蒂罗德液，以保证更换后药液管内蒂罗德液的温度保持在 38℃左右。

4. 每项实验效果明显后，应立即放掉药液管内的蒂罗德液，并用新鲜蒂罗德液反复冲洗，以免平滑肌出现不可逆的反应。

5. 加药时应滴在药液管的中心部，不能直接滴于小肠平滑肌上或管壁内侧。

6. 每次开始新的实验项目或开始换洗时，要及时标记，以便观察分析。

7. 本实验中用药量是以药液管中蒂罗德液为 30ml 左右为准，当蒂罗德液容量改变时，药量应相应调整。

【思考题】

1. 对每一项实验记录进行分析并加以解释。

2. 要保持哺乳动物离体肠平滑肌的正常收缩功能需要哪些基本条件？它与离体蛙心活动所需条件有何不同？为什么？

【知识拓展】 消化系统的正常功能活动之一就是要将机体自外界摄取的食物，通过自身的消化运动转变为可供机体利用的物质。消化系统主要由消化管和消化腺组成，整个消化过程是在神经与体液因素的调节下由饮食的传输、消化、吸收和排泄等多个环节组成的。药理学的研究就是通过探讨不同的因素对这些环节的干预及有关机制，以纠正病理性改变，使其恢复正常功能。因此，有关消化系统的实验方法主要包括消化器官运动实验法，消化器官分泌实验法，以及消化器官激素活性和受体实验法。

在消化器官运动实验法中，主要有离体标本运动实验法，在体器官运动实验法，用压敏传感器研究消化器官运动的实验法（包括囊内压实验法和贴壁传感器实验法），以及用生物电研究消化器官运动的实验法等。

（延边大学 于海玲，大连大学 李春实）

实验七 降糖药物筛选及鉴定

【目的】 通过本实验初步掌握化学法制备糖尿病小鼠模型的方法；掌握鉴定降糖药是否具有降糖作用的实验方法；了解酶法检测糖、脂代谢生化指标的检测方法。

【原理】 通过对糖、脂代谢生化指标的测定，鉴定降糖药物对糖尿病模型鼠的降糖效应。

【动物】 BALB/c 小鼠，22～24g，雄、雌各半。

【试剂/药品】 四氧嘧啶、中性胰岛素 400U/10ml、20%葡萄糖溶液、生理盐水等。

【器材】 低温离心机、分光光度分析仪、天平、鼠笼、1ml 注射器、眼科镊、0.5mm 毛细玻璃管、5ml 促凝管、微量加样器（1～20μl、1～200μl、1～1000μl）、枪头（200μl、1000μl）、1.5ml Eppendorf 管等。

【方法与步骤】

1. 糖尿病小鼠模型的建立 BALB/c 小鼠 40 只，随机分成两组，每组 20 只。在室温 18～23℃，湿度 40%～70%，12h 昼夜循环条件下饲养一周。

2. 造模 对照组禁食不禁水 12h 后，腹腔注射生理盐水（0.1ml/10g），随即恢复正常饮食、饮水。模型组禁食不禁水 12h 后，腹腔注射四氧嘧啶（60～100mg/kg，0.1ml/10g），随即恢复正常饮食、饮水。

3. 给药、眼内眦取血 对照组与模型组动物造模后 1 周，每组再随机分成两组，即对照组甲、对照组乙、模型组甲和模型组乙。所有小鼠禁食不禁水 8h 后，对照组甲和模型组甲皮下注射生理盐水（0.1ml/10g），对照组乙和模型组乙皮下注射胰岛素 1U/kg，30min 后眼内眦取血 0.1ml。取血后立即腹腔注射 20% 葡萄糖溶液（0.1ml/10g），分别于注射后 0min、30min、60min 眼内眦取血 0.1ml，注射后 120min 摘眼球取血 1～2ml。

4. 空腹血糖（0min 血糖）、糖耐量、脂代谢指标的测定 所取的血样，室温静置 20min 后，取血清测血糖，末次取血测定血糖、三酰甘油及总胆固醇。

生化指标的检测方法如下：葡萄糖-GLU 检测（氧化酶法）、三酰甘油检测（酶法）、总胆固醇检测（酶法）的具体操作见试剂盒操作说明书。

【注意事项】

1. 模型鼠的制备要严格禁食不禁水 12h，腹腔注射四氧嘧啶（60～100mg/kg）的速度要适度。

2. 肝素完全浸润毛细玻璃管及毛细玻璃管进针的角度是保证眼内眦取血成功的关键。

3. 血糖检测的样品一定要保证未发生溶血。

4. 酶法检测生化指标的关键是保证生化反应的温度、时间，以及试剂尤其是空白对照和标准液的体积。

【结果记录方式】

1. 将全班每个实验组的结果汇总填入表 5-9。

表 5-9　各组小鼠血生化指标检测结果

组别		药物及剂量	血糖（mmol/L）				三酰甘油（mmol/L）	总胆固醇（mmol/L）
			0min	30min	60min	120min		
对照组	甲	生理盐水（0.1ml/10g）						
	乙	胰岛素（0.1ml/10g）						
模型组	甲	生理盐水（0.1ml/10g）						
	乙	胰岛素（0.1ml/10g）						

2. 统计学处理实验结果

（1）对给予生理盐水的对照组和模型组进行不同时间点血糖、三酰甘油及总胆固醇的组间 t 检验，以此评估模型组糖脂代谢紊乱的程度。

（2）模型组给予胰岛素与给予生理盐水之间进行三个生化指标的组间 t 检验，以此来判定胰岛素对模型组糖脂代谢紊乱的纠正。

（3）给予胰岛素的对照组和模型组之间进行不同时间点血糖的组间 t 检验，以此评估胰岛素在胰腺功能正常及胰腺功能受损时对糖代谢的影响。

注：以上各组间 t 检验计算公式参见第四章实验十六相关内容。

【思考题】

1. 胰岛素的降糖机制是什么？

2. 根据实验结果能得出怎样的结论？判定未知药物是否具有降糖作用应做怎样的实验设计？

3. 本次实验的操作在哪些环节上会导致实验误差？

【知识拓展】 糖尿病是一组由多种病因引起的以慢性高血糖为特征的代谢性疾病，由胰岛素分泌缺陷和（或）作用缺陷引起。长期碳水化合物、蛋白质、脂肪代谢紊乱可引起多系统损害，导致眼、肾、神经、心脏、血管等组织器官慢性进行性病变、功能减退及衰竭，病情严重或应激时可发生急性严重代谢紊乱。临床上分为两种类型。1 型糖尿病：在自身免疫系统的攻击下，大量胰岛 B 细胞被破坏，胰岛合成和分泌胰岛素的能力下降，胰岛素分泌不足（绝对缺乏）。2 型糖尿病：胰岛素抵抗和胰岛 B 细胞功能障碍（胰岛素相对缺乏）。

糖尿病动物模型是研究糖尿病发病机制及降糖药物筛选的重要保障，其中应用最多的就是糖尿病小鼠。但是，应用不同发病机制的糖尿病小鼠可对实验结果有不同的诠释。

糖尿病小鼠模型主要分为三类：自发性糖尿病小鼠模型、实验性糖尿病小鼠模型和基因工程糖尿病小鼠模型。

实验性糖尿病动物模型是采用化学药物人为地破坏胰腺细胞，或者摄入过量的能量使胰岛 B 细胞处于高糖负荷状态诱发胰岛功能受损，在一定程度上模拟环境因素对糖尿病发生和发展的影响。该方法操作简便，重复性高，成本较低，应用最为广泛。常用的方法为饮食诱导法和化学药物诱导法。

（1）饮食诱导法：高脂饲料喂养使分泌胰岛素的胰岛 B 细胞长期处于高负荷状态，最终导致胰岛素抵抗。该类模型的特点为肥胖、糖耐量受损、胰岛素抵抗和脂代谢异常。

（2）化学药物诱导法

1）四氧嘧啶（alloxan，ALX）：ALX 通过抑制胰岛 B 细胞葡萄糖激酶（GCK）的分泌，选择性地降低胰岛素敏感性，ALX 还可通过诱导活性氧簇的产生引发胰岛 B 细胞的坏死，导致胰岛素分泌减少、血糖升高和酮症。

2）链脲佐菌素（streptozotocin，STZ）：STZ 因其化学结构和葡萄糖相近可通过葡萄糖转运体 2（GLUT2）进入胰岛 B 细胞，通过 DNA 烷基化造成胰岛 B 细胞的损伤。单纯 STZ 诱导法制备的小鼠模型特点为高血糖、高血脂和胰岛素分泌减少，但不存在胰岛素抵抗。

（大连大学 张学梅）

实验八 磺胺类药物在正常与肾衰竭家兔体内的药代动力学参数测算

【目的】 学习急性肾衰竭动物模型制备和磺胺类药物的血药浓度测定方法；了解磺胺类药物在正常与肾衰竭的动物体内随时间变化的代谢规律；了解药代动力学参数的计算机处理程序。

【原理】 急性肾衰竭是由各种原因引起的肾脏在短时间内泌尿功能急剧降低而造成的临床综合征。本实验用氯化汞给家兔皮下注射，重金属汞作用于肾小管细胞，引起其变性坏死，部分小管细胞脱落形成管腔阻塞，受损的肾小管通透性增高，形成原尿回漏，肾间质水肿，进一步影响肾小球的滤过功能，造成急性肾衰竭动物模型。

磺胺类药物血药浓度测定原理：抽取血液经三氯醋酸沉淀后去除蛋白质，在酸性环境下，其上清液中的磺胺类药物中的苯环氨基离子化生成铵类化合物，铵类化合物与亚硝酸钠发生重氮化反应生成重氮化合物，该化合物在碱性条件下与显色剂麝香草酚作用，形成有色的偶氮化合物。应用分光光度计在 525nm 波长下进行测定，其光密度值（OD）与磺胺类药物浓度成正比，据此比色法，可对磺胺类药物的血药浓度进行定量分析。

通过测定磺胺类药物的血药浓度，利用计算机处理程序，可得到半衰期等药代动力学参数。

【动物】 家兔，2.5～3.0kg，雌、雄兼用。

【试剂/药品】 10%磺胺醋酰钠溶液、0.1%磺胺醋酰钠标准溶液、7.5%三氯醋酸溶液、0.5%亚硝酸钠溶液、0.5%麝香草酚溶液、0.3%肝素溶液、20%氨基甲酸乙酯溶液、1%氯化汞溶液、蒸馏水等。

【器材】 7230 型分光光度计、计算机（进行程序处理）、离心机、家兔手术器械一套、微量加样器、吸管、试管等。

【方法与步骤】

1. 家兔急性肾功能损伤模型制备 实验前 18～20h，取家兔 6 只，禁食不禁水，随机分为两组。剪去模型组家兔背部皮肤被毛，给予 1%氯化汞溶液 1.2ml/kg 皮下注射，对照组在相同部位给予同容积的生理盐水皮下注射。

2. 麻醉 各组取正常或肾功能损伤的家兔 1 只，称重后给予 20%氨基甲酸乙酯溶液 5～7ml/kg，腹腔注射或耳缘静脉注射，注意观察肌张力、呼吸频率和角膜反射的变化。麻醉后将家兔仰卧固定在兔手术台上。

3. 手术 剪去家兔颈部被毛，沿甲状软骨下正中剪开皮肤 5～7cm，分离一侧颈总动脉，结扎远心端，近心端下穿线，保留备用。

4. 全身血液肝素化 给予 0.3%肝素溶液 1ml/kg 耳缘静脉注射。

5. 动脉插管 在上述备用的颈总动脉近心端用动脉夹夹住，用眼科剪在靠远心端处朝近心端方向剪一斜口，插入动脉插管，结扎固定好，以备取血用。松开动脉夹。

6. 磺胺类药物血药浓度测定

（1）动脉取空白血 0.4ml，分别加入空白管和标准管各 0.2ml。

（2）耳缘静脉注射 10%磺胺醋酰钠溶液 3ml/kg，立即记录给药时间。分别于给药后第 1min、3min、5min、15min、30min、45min、60min、90min 由动脉各取血 0.2ml，分别加入各测定管中，按照表 5-10 中的步骤操作（注意加样顺序不能错）。

（3）显色：按照步骤操作，注意在上清液加入亚硝酸钠溶液后，要充分摇匀，再加入麝香草酚溶液后再摇匀，即可显色为橙色（依磺胺类药物浓度不同，颜色深浅也不同）。

（4）比色：7230 型分光光度计，波长 525nm。用空白管调 0，读取标准管、各测定管的光密度值（OD）（注：若样品浓度高，可适当稀释后再测定）。

表 5-10　磺胺类药物血药浓度测定步骤表

试管	7.5%三氯醋酸溶液（ml）	血样（ml）	蒸馏水（ml）		0.5%亚硝酸钠溶液（ml）	0.5%麝香草酚溶液（ml）	光密度值（OD）
空白管	2.7	0.2	0.1		0.5	1.0	
标准管	2.7	0.2	0.1（0.1%磺胺醋酰钠标准溶液）		0.5	1.0	
测定管							
1min	2.7	0.2	0.1		0.5	1.0	
3min	2.7	0.2	0.1	充分摇匀，离心	0.5	1.0	
5min	2.7	0.2	0.1	（2500r/min，5min），	0.5	1.0	
15min	2.7	0.2	0.1	取上清液 1.5ml	0.5	1.0	
30min	2.7	0.2	0.1		0.5	1.0	

续表

试管	7.5%三氯醋酸溶液（ml）	血样（ml）	蒸馏水（ml）		0.5%亚硝酸钠溶液（ml）	0.5%麝香草酚溶液（ml）	光密度值（OD）
45min	2.7	0.2	0.1	充分摇匀，离心	0.5	1.0	
60min	2.7	0.2	0.1	（2500r/min，5min），	0.5	1.0	
90min	2.7	0.2	0.1	取上清液1.5ml	0.5	1.0	

【结果记录方式】

1. 将实验结果填入表 5-11。

表 5-11　磺胺类药物血药浓度测定结果表

空白管	标准管	测定管								
		给药后	1min	3min	5min	15min	30min	45min	60min	90min
光密度（OD）										

2. 计算血药浓度。

$$测定管药物浓度(\mu g / mg) = \frac{测定管OD}{标准管OD} \times 标准管浓度(\mu g / mg) \qquad (5-3)$$

3. 求算药动学参数。将各时间点的 OD 值输入计算机程序中，通过程序运算即可得到药代动力学参数。

【注意事项】

1. 手术过程中要尽量减少出血，动脉插管一定要固定牢靠。

2. 每次取血前，要将插管内的残余血液放掉，留取 0.5ml 左右血样即可，留取太多会影响家兔整体状态。

3. 取血时间应准确，否则影响给药后不同时间所对应的血药浓度。

4. 将血样加到含有三氯醋酸（预先加好）的试管中时，应立即摇匀，否则会出现血凝块。

5. 因在实验中要使用多个批次的试管，一定要做好各批次试管的标记，确保标本不混淆。

【思考题】

1. 药代动力学的主要研究内容是什么？其对于临床用药有何指导意义？

2. 肾功能状态对药物在体内的代谢有何影响？

3. 讨论影响血药浓度测定结果的因素有哪些？

【知识拓展】　目前药物代谢动力学的理论和方法均已渗透到各学科领域，如毒理学、生物药剂学及药理学等，其对药物研发具有重要的意义和作用，是衡量药物研究深度的关键性指标。在药物研发中，所谓最佳药物就是指那些治疗效果显著、不良反应少，同时通过药代动力学研究显示出良好的性质，即易于吸收、血浆蛋白结合率适宜、生物利用度高、代谢稳定且代谢物没有毒性或只有极少毒性的药物。由此可见，药物研发必须以机体内药代动力学参数为依据，而药代动力学在药物研发中的重要意义和作用也是不可或缺且无可替代的。

（大连大学　罗学娅）

实验九　缺氧及影响缺氧耐受性的因素

【目的】　复制不同类型的缺氧模型，掌握缺氧的分类原则；观察不同类型缺氧时呼吸节律、血液颜色的改变，加深对不同类型缺氧特点的理解；观察中枢神经系统功能状态、外界环境温度及二氧化碳浓度增高对缺氧耐受性的影响；了解各种条件因素在缺氧发病中的重要性及临床应用意义。

【原理】 机体的氧代谢过程包括四大环节：外界氧气的含量与肺组织的摄取氧、血液系统的携带氧、循环系统的运输氧及组织细胞的利用氧。组织氧供减少或不能充分利用氧，导致组织的代谢、功能和形态结构异常变化的病理过程称为缺氧。根据缺氧的原因和发病机制，可分为低张性缺氧、血液性缺氧、循环性缺氧、组织性缺氧。本实验通过复制不同类型的缺氧模型，观察缺氧对机体的影响及不同类型缺氧的特点，解释其机制。

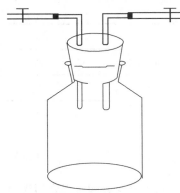

图 5-36 小鼠缺氧瓶

机体对缺氧的耐受性受多种因素影响，代谢耗氧率是影响机体对缺氧耐受性的重要因素。基础代谢率高时，机体耗氧多，对缺氧耐受性差。而低温、神经系统抑制等能降低机体耗氧，对缺氧耐受性增强。本实验通过中枢神经系统功能代谢状况改变、环境温度改变及二氧化碳浓度的改变，观察这些因素对缺氧耐受性的影响，探讨其机制。

【动物】 小鼠，18～22g，雌、雄兼用。

【试剂/药品】 碱石灰、甲酸、浓硫酸、5%亚硝酸钠溶液、1%亚甲蓝溶液、0.1%氰化钾溶液、1%咖啡因溶液、0.25%氯丙嗪溶液、生理盐水、碎冰块等。

【器材】 小鼠缺氧瓶（图 5-36）、一氧化碳发生装置（图 5-37）、刻度吸管、1ml 注射器及针头、酒精灯、剪刀、镊子、大肚移液管、100ml 量筒、止水夹、玻璃接头、温度计、测耗氧量装置（图 5-38）、天平、恒温水浴箱等。

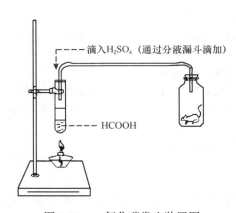

图 5-37 一氧化碳发生装置图

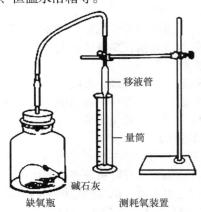

图 5-38 测耗氧量装置图

【方法与步骤】

1. 几种类型缺氧模型的复制

（1）低张性缺氧

1）取碱石灰约 5g 及小鼠 1 只放入缺氧瓶内。观察小鼠的一般情况、呼吸频率（次/10 秒）、深度、皮肤和口唇黏膜颜色。然后塞紧瓶塞，每 3min 重复观察上述指标 1 次（如有其他变化则随时记录），直到动物死亡为止，记录存活时间（从缺氧瓶塞紧瓶塞到小鼠死亡的时间）。

2）小鼠尸体留待 4 组模型组实验做完后，再依次打开其腹腔，比较血液或肝脏颜色。

（2）一氧化碳中毒性缺氧

1）按照图 5-37 装好一氧化碳发生装置。

2）将小鼠放入广口瓶中，观察其正常表现，然后与一氧化碳发生装置连接。

3）用吸管吸取甲酸 6ml 放入三角烧杯内，取 4ml 浓硫酸放入分液漏斗内，用酒精灯加热，打开分液漏斗滴加硫酸，直至小鼠死亡。观察小鼠一般情况、呼吸频率（次/10 秒）、深度、皮肤和口唇黏膜颜色，记录存活时间。

反应式：

$$HCOOH \xrightarrow[\triangle]{H_2SO_4} H_2O + CO\uparrow$$

4）小鼠尸体留待 4 组模型组实验做完后，再依次打开其腹腔，比较血液或肝脏颜色。

（3）高铁血红蛋白血症

1）取体重相近的 2 只小鼠，观察正常表现后做以下处理：甲鼠腹腔注射 5%亚硝酸钠溶液 0.3ml，再立即腹腔注射 1%亚甲蓝溶液 0.3ml。乙鼠腹腔注射 5%亚硝酸钠溶液 0.3ml，再立即腹腔注射生理盐水 0.3ml 作为对照。

2）观察两鼠一般状况、呼吸频率（次/10 秒）、深度、皮肤和口唇黏膜颜色的改变，直至小鼠死亡，记录存活时间。

3）小鼠尸体留待 4 组模型组实验做完后，再依次打开其腹腔，比较血液或肝脏颜色。

（4）氰化物中毒性缺氧

1）取 1 只小鼠，观察其一般状况。

2）腹腔注射 0.1%氰化钾溶液 0.2ml。

3）观察小鼠一般状况、呼吸频率（次/10 秒）、深度、皮肤和口唇黏膜颜色的改变，直至小鼠死亡，记录存活时间。

（5）将以上所有死亡小鼠解剖，比较其血液或肝脏的颜色。

2. 影响缺氧耐受性的因素

（1）中枢神经系统功能状态对缺氧耐受性的影响

1）取体重相近小鼠 3 只，分别做以下处理：甲鼠，腹腔注射 1%咖啡因溶液 10ml/kg；乙鼠，腹腔注射 0.25%氯丙嗪溶液 10ml/kg；丙鼠，腹腔注射生理盐水 10ml/kg 作为对照。

2）15～20min 后，将 3 只小鼠分别放入带有碱石灰（每瓶 5g）的缺氧瓶内，塞紧瓶塞后开始计时。

3）持续观察各鼠在瓶中的活动情况、呼吸频率（次/10 秒）、深度、皮肤和口唇黏膜颜色，记录存活时间。

4）用测耗氧量装置分别测定每只鼠的耗氧量。具体检测方法如下：①向测耗氧量装置量筒内注水至刻度，然后将玻璃接头与缺氧瓶塞上的一个橡皮管相连；②打开上述橡皮管上的螺旋夹，待移液管内水平面上升稳定后，从量筒上读出液面下降的毫升数，即为小鼠的耗氧量。按如下公式计算小鼠的耗氧率。

$$耗氧率[ml/(g \cdot min)]= 耗氧量(ml) / [体重(g) \cdot 存活时间(min)] \tag{5-4}$$

（2）环境温度变化对缺氧耐受性的影响

1）取体重相近的小鼠 3 只，称重后分别放入带有碱石灰的缺氧瓶内，分别放入室温、冰水（−4～0℃）和热水（41～42℃）中，塞紧瓶塞后开始计时。

2）持续观察各鼠在瓶中的活动情况，比较 3 只小鼠一般情况及存活时间。待小鼠死亡后，立即取出冷、热水中缺氧瓶，置于室温中平衡约 15min。

3）用测耗氧量装置分别测定 3 只小鼠耗氧量，分别计算每只小鼠的耗氧率。具体方法同上。

（3）二氧化碳浓度对缺氧耐受性的影响

1）取体重相近的小鼠 2 只，称重后分别放入带有碱石灰和无碱石灰的缺氧瓶中，塞紧瓶塞后开始计时。

2）持续观察各鼠在瓶中的活动情况、呼吸频率（次/10 秒）、深度、皮肤和口唇黏膜颜色。

3）待小鼠死亡后，记录存活时间，并立即用测耗氧量装置分别测定各鼠的耗氧量并计算耗氧率，具体方法同上。

【结果记录方式】 各组将所得实验结果分别填入表 5-12、表 5-13、表 5-14、表 5-15。

表 5-12 不同类型缺氧各指标观察结果

组别	类型	存活时间（min）	皮肤、黏膜颜色	血液或肝脏颜色
1	低张性缺氧			
2	一氧化碳中毒性缺氧			
3	高铁血红蛋白血症（亚硝酸钠中毒＋亚甲蓝）			
	对照（亚硝酸钠中毒＋生理盐水）			
4	氰化物中毒性缺氧（氰化钾）中毒			

表 5-13 中枢神经系统功能状态对缺氧耐受性的影响

组别	处理因素	耗氧量（ml）	体重（g）	存活时间（min）	耗氧率[ml/（g·min）]
1	生理盐水				
2	氯丙嗪				
3	咖啡因				

表 5-14 环境温度变化对缺氧耐受性的影响

组别	处理因素	耗氧量（ml）	体重（g）	存活时间（min）	耗氧率[ml/（g·min）]
1	室温				
2	冰水				
3	热水				

表 5-15 二氧化碳浓度对缺氧耐受性的影响

组别	处理因素	耗氧量（ml）	体重（g）	存活时间（min）	耗氧率[ml/（g·min）]
1	碱石灰				
2	无碱石灰				

【注意事项】

1. 必须保证缺氧瓶完全密闭。

2. 腹腔注射时，小鼠应呈头低尾高位，进针部位应在左下腹，避免伤及肝脏，也应避免将药物注入肠管、膀胱。

3. 硫酸是强腐蚀药品，加液时要小心。

4. 酒精灯加热会加速一氧化碳产生，但不可过热以至液体沸腾。因为当一氧化碳产生过多过快时，小鼠会迅速死亡，但血液颜色改变不明显。

5. 氰化钾有剧毒，应避免皮肤黏膜与之接触。

6. 测耗氧量前，放入热水和冰水的缺氧瓶必须在室温下平衡温度 15min 左右。

【思考题】

1. 一氧化碳中毒死亡的小鼠肝脏颜色为什么是樱桃红色？
2. 亚硝酸钠中毒死亡的小鼠肝脏颜色为什么是咖啡色？
3. 亚硝酸钠中毒引起缺氧时，有哪些具有针对性的抢救措施？
4. 不同中枢神经系统功能状态对小鼠缺氧耐受性的影响有何不同？为什么？

【知识拓展】　机体的机能状态、温度、年龄、营养、锻炼等许多因素都可影响机体对缺氧的耐受性，这些因素可以归纳为两大方面，即代谢耗氧率与机体的代偿能力。

1. 代谢耗氧率　基础代谢率升高可增加机体耗氧率，使其对缺氧的耐受性降低。例如，发热、过热或甲状腺功能亢进时，由于基础代谢率升高而使耗氧率升高导致机体对缺氧的耐受性降低。基础代谢率降低能够降低机体耗氧率，使其对缺氧耐受性升高。体温降低、神经系统受抑制时则因基础代谢率降低，机体耗氧率降低，而使机体对缺氧的耐受性升高。因而，低温麻醉等可用于心脏外科手术，以延长手术所必需阻断血流的时间。

2. 机体的代偿能力

（1）机体轻度缺氧、慢性缺氧，通过呼吸、循环和血液系统的代偿性反应增加组织的供氧。通过组织细胞的代偿性反应能提高利用氧的能力。这些代偿性反应存在着显著的个体差异，因而各人对缺氧的耐受性也很不相同。

（2）心、肺疾病及血液病者对缺氧耐受性低，老年人因为肺和心脏的功能储备降低、骨髓的造血干细胞减少、外周血液红细胞数减少及细胞某些呼吸酶活性降低等，对缺氧的适应能力较低。

（3）锻炼能够提高机体的代偿能力。轻度的缺氧刺激可调动机体的代偿能力。如登高山者采取缓慢的梯队性的上升要比快速上升者更好地适应。慢性贫血患者的血红蛋白即使很低仍能维持正常活动，而急性失血使血红蛋白减少到同等程度就可能引起严重的代谢功能障碍。

（大连大学　张媛媛　康　乐）

实验十　呼吸运动的调节与呼吸功能不全

【目的】　观察体内外各因素改变对呼吸运动的影响，并理解其机制；复制两种类型的呼吸衰竭动物模型，观察血气及呼吸运动的变化并理解其发生机制；了解血气分析的测定方法及原理。

【原理】　呼吸运动是指呼吸肌收缩和舒张引起胸廓节律性扩大与缩小的运动，是呼吸中枢节律性活动的反映。呼吸运动能维持其节律性，并能适应机体代谢需要的变化，有赖于神经系统的反射性调节，其中比较重要的有化学感受性反射及肺牵张反射。体内外各种刺激可通过作用于呼吸中枢或通过不同感受器反射性地影响呼吸运动。本实验通过记录呼吸运动的改变，观察体内外各因素改变对呼吸运动的影响，并分析其作用机制。

呼吸衰竭是指由于外呼吸功能发生严重障碍，以致动脉血氧分压低于正常范围，伴有或不伴有二氧化碳分压升高的病理过程。呼吸衰竭根据动脉血气特点可分为Ⅰ型呼吸衰竭，即低氧血症型呼吸衰竭，血气特点为$PaO_2 < 60mmHg$，$PaCO_2$降低或正常；Ⅱ型呼吸衰竭，即伴有高碳酸血症型低氧血症呼吸衰竭，血气特点为$PaO_2 < 60mmHg$，同时伴有$PaCO_2 > 50mmHg$。本实验以注射油酸引起弥漫性肺泡-毛细血管膜损伤的方式复制Ⅰ型呼吸衰竭动物模型，以窒息造成全肺通气功能障碍的方式复制Ⅱ型呼吸衰竭动物模型，观察血气及呼吸的变化，并分析其发生机制。

【动物】　家兔，2.5～3.0kg，雌、雄兼用。

【试剂/药品】　20%氨基甲酸乙酯溶液、1%肝素生理盐水溶液、油酸、3%乳酸溶液、生理盐水、碱石灰等。

【器材】　生物信号采集处理系统、张力换能器、天平、动物手术器械一套、兔手术台及兔头固定器、气管插管、长橡胶管、球胆、听诊器、注射器、量筒等。

【方法与步骤】

1. 动物的麻醉、固定与手术

（1）麻醉、固定：家兔称重后，用20%氨基甲酸乙酯溶液4～5ml/kg，由耳缘静脉缓慢注射。注射期间应注意观察动物肌张力、呼吸频率和角膜反射的变化，防止麻醉过深。麻醉后将动物仰卧固定在兔手术台上。

（2）颈部手术：颈部剪毛，正中切开皮肤，钝性分离暴露气管，倒"T"字形切开气管，插入气管插管并固定。分离左侧颈总动脉，结扎远心端，用动脉夹夹闭近心端。在靠近颈总动脉远心端处用眼科剪剪一1/3～1/2周径的斜口，插入充满肝素生理盐水的动脉插管，结扎固定后打开动脉夹。待动物休息15min后进行后续实验。

2. 各种因素对呼吸运动的影响

（1）描记呼吸运动曲线：将连有丝线的挂钩钩于剑突下呼吸运动最明显处，把丝线系于换能器簧片上。打开计算机，进入呼吸运动调节界面，进行实验观察。首先描记一段正常呼吸运动曲线。

（2）二氧化碳对呼吸运动的影响：将装有二氧化碳的球胆充气口与气管插管的一侧相连。松开夹球胆的夹子，使部分二氧化碳随吸气进入气管，观察高浓度二氧化碳对呼吸运动的影响，去掉球胆，观察呼吸运动恢复的过程。

（3）缺氧对呼吸运动的影响：将气管插管的一端通过碱石灰与盛有一定空气的球胆相连，同时夹闭另一端，观察呼吸运动变化。

（4）增大无效腔对呼吸运动的影响：将气管插管的一端连接50～100cm的长橡皮管，另一端关闭，使家兔通过这根长橡皮管进行呼吸，观察呼吸运动变化。当出现明显变化后，立即恢复正常通气。

（5）血液中酸性物质增多对呼吸运动的影响：由耳缘静脉注入3%的乳酸溶液2ml，观察血液中酸性物质增加对呼吸运动的影响。

（6）切断迷走神经对呼吸运动的影响：先切断一侧迷走神经，观察呼吸运动变化。再切断另一侧迷走神经观察呼吸运动变化。

3. 复制呼吸衰竭动物模型　上述实验完成后，让动物休息15min。用肝素处理过的注射器抽取0.4～0.5ml动脉血，迅速套上带有软木塞的针头做血气分析，同时观察动物的一般情况及呼吸频率（次/min）与幅度的变化，描记呼吸运动曲线，分组复制Ⅰ型、Ⅱ型呼吸衰竭动物模型。呼吸衰竭动物模型复制方法如下：

（1）注射油酸复制Ⅰ型呼吸衰竭动物模型：耳缘静脉注射油酸0.3～0.6ml/kg。于注射油酸后30min、60min分别快速取动脉血0.4～0.5ml做血气分析，观察家兔一般情况及呼吸频率（次/min）与幅度的变化，描记呼吸运动曲线。

（2）窒息复制Ⅱ型呼吸衰竭动物模型：夹闭气管插管，使动物完全窒息25s，或在完全夹闭的橡皮管上插上2个9号针头，造成动物不完全窒息8～10min，立即抽取动脉血0.4～0.5ml做血气分析，观察家兔一般情况及呼吸频率（次/min）与幅度的变化，描记呼吸运动曲线。注意完全窒息时间不可超过45s。

（3）处死两组家兔，并取一正常家兔作为对照，开胸取出支气管肺组织，肉眼观察肺形态变化，称重，并测肺体积。计算肺系数与肺体比。肺系数=肺重量（g）/体重（kg），肺体比=肺体积（ml）/体重（kg）。剪开肺组织，观察有无泡沫样液体流出。

【结果记录方式】

1. 描记正常家兔各因素影响及Ⅰ型、Ⅱ型呼吸衰竭模型时的呼吸运动曲线。

2. 将实验结果分别填入表5-16、表5-17。

表 5-16　家兔呼吸衰竭模型血气分析及呼吸运动指标

组别		血气分析			呼吸运动	
		pH	PaCO₂（mmHg）	PaO₂（mmHg）	频率（次/min）	幅度
	基础状态					
Ⅰ型呼吸衰竭组	注射油酸后					
Ⅱ型呼吸衰竭组	窒息后					

表 5-17　家兔肺组织形态、肺系数及肺体比

组别	肺形态	肺系数（g/kg）	肺体比（ml/kg）
正常组			
Ⅰ型呼吸衰竭组			
Ⅱ型呼吸衰竭组			

【注意事项】

1. 耳缘静脉麻醉时需注意推药的速度及反射的检查。

2. 每项实验做完后，需待呼吸恢复后，再进行下一项实验，结果要有前后对照及恢复过程。

3. 气管插管时注意止血并清理气管内血液，密切注意动物呼吸变化。如果呼吸变得急促，常提示气管内有血凝块堵塞，应将其清除，必要时重新插管。

4. 进行缺氧及增加二氧化碳浓度时，一旦出现明显效应后立即移去气体实验装置。

5. 注射油酸后要缓慢拔出针头，防止油酸倒流出血管影响实验结果。

6. 血气分析取血时切忌与空气接触，如针管内有小气泡要及时排除。

【思考题】

1. 窒息和注射油酸所引起的呼吸衰竭的发病机制有何不同？

2. Ⅰ型呼吸衰竭和Ⅱ型呼吸衰竭时氧疗方法有何不同？为什么？

【知识拓展】　呼吸衰竭是指各种原因引起的肺通气和（或）肺换气功能严重障碍，使机体在静息状态下不能维持足够的气体交换，从而导致低氧血症伴有或不伴有高碳酸血症的一种病理生理过程。目前复制呼吸衰竭动物模型的方法很多，下面介绍几种常见模型：①窒息（或不全窒息）所致呼吸衰竭。夹闭气管插管可造成动物完全窒息，在完全夹闭的气管插管两端橡皮管上插上2个9号针头，可造成动物不完全窒息，从而诱导呼吸衰竭。在该模型中动物发生阻塞性通气不足可出现典型的低氧血症和高碳酸血症，表现为代谢性酸中毒和呼吸性酸中毒，与临床上由严重阻塞性肺病所致的Ⅱ型呼吸衰竭表现相似。②气胸所致呼吸衰竭。以钝性针头刺入胸腔，并使针头与外界相通，可造成动物气胸而诱导呼吸衰竭。在该模型中，动物由于发生限制性通气不足，影响气体交换，可导致氧分压下降及二氧化碳分压上升，与临床上气胸所致呼吸衰竭表现相似。③油酸所致呼吸衰竭。油酸注入静脉，首先通过神经-体液因素促使肺微血管强烈收缩，继而阻塞肺毛细血管，造成肺微循环障碍及肺通气/血流比例失调；同时油酸可直接刺激血管，损伤血管内皮细胞及肺泡上皮细胞，增加其通透性，导致大量水肿液在肺间质积聚，致使气体弥散障碍。二者的共同作用导致肺换气功能障碍，诱导Ⅰ型呼吸衰竭的发生。④肾上腺素所致呼吸衰竭。短时、大量注入肾上腺素能够使心肌收缩力急剧增加，皮肤、黏膜及内脏血管平滑肌强烈收缩，血液重新分布，回心血量过量增加。血液由体循环大量转入肺循环，肺毛细血管内流体静压急剧增高，并导致肺微血管壁通透性升高，最终导致急性肺水肿的发生。该模型也是通过导致肺换气功能障碍诱导Ⅰ型呼吸衰竭的发生。③、④两种模型由于均为肺换气功能障碍，表现为 PaO₂ 下降，

但由于 CO_2 弥散能力较强，在肺通气功能尚可时不易形成潴留，故 $PaCO_2$ 变化不大。

（大连大学　康　乐　张媛媛　高　卫）

实验十一　胃肠道运动及氨在肝性脑病发病中的作用

【目的】　观察哺乳动物消化管运动形式，学习制备离体肠平滑肌的实验方法，观察神经和药物对胃肠运动的影响；学习急性肝功能不全动物模型的复制方法，观察氨中毒在肝性脑病发病中的作用，了解以谷氨酸钠治疗肝性脑病的病理生理基础。

【原理】　胃肠道运动由胃肠道平滑肌完成。胃肠道平滑肌兴奋性较低，收缩缓慢并有自律性，其运动形式包括紧张性收缩、蠕动和分节运动。胃肠道平滑肌受交感神经和副交感神经的双重支配。当交感神经兴奋时，其节后纤维释放去甲肾上腺素，与平滑肌细胞膜上的 α、β 受体结合，使胃肠运动减弱；当副交感神经兴奋时，其节后纤维释放乙酰胆碱，与平滑肌细胞膜上 M 受体结合，使胃肠运动增强。本实验通过观察胃肠道的各种运动形式及神经和某些药物对胃肠道运动的影响，加深对胃肠运动功能及神经体液因素对胃肠道运动调节机制的理解。

肝性脑病是继发于严重肝脏疾病的神经精神综合征。其发病机制与血氨的升高有密切关系。正常情况下，来自肠道的蛋白质分解产物氨吸收入血后，经肝脏的鸟氨酸循环转化为尿素从肾脏排出。正常人血氨不超过 59μl/L。在严重肝病时，体内氨生成过多而肝脏对氨的清除能力降低，或氨经侧支循环直接进入体循环，致使血氨水平升高。高浓度的血氨通过血脑屏障进入脑组织，引起脑功能障碍。氨中毒时，谷氨酸或精氨酸能够降低血氨，具有一定的治疗作用。本实验通过肝脏大部分结扎使肝脏解毒功能严重受损，复制出急性肝功能不全的动物模型，同时经十二指肠灌注复方氯化铵溶液，使动物出现类似肝性脑病的典型症状，探讨血氨升高在肝性脑病发病机制中的作用。同时观察谷氨酸的治疗作用，探讨其治疗肝性脑病的病理生理基础。

【动物】　家兔，2.5～3.0kg，雌、雄均可，性别一致。

【试剂/药品】　20%氨基甲酸乙酯溶液、蒂罗德液、新斯的明溶液、1∶10 000 肾上腺素溶液、1∶100 000 乙酰胆碱溶液、1∶10 000 阿托品溶液、1%酚妥拉明溶液、1%氯化钙溶液、1mol/L 盐酸溶液、1mol/L 氢氧化钠溶液、复方氯化铵溶液、复方谷氨酸钠溶液、复方氯化钠溶液、测血氨及尿素氮试剂等。

【器材】　生物信号采集处理系统、兔手术台、常用手术器械一套、刺激器及刺激电极、棉绳、5～20ml 注射器、吸管、细导尿管、Magnus 实验装置一套（麦氏浴管、麦氏浴槽、恒温装置）、氧气袋、铁支架、双凹夹、张力换能器、722 型分光光度计等。

【方法与步骤】

1. 在体胃肠运动观察

（1）动物麻醉固定：家兔称重，由耳缘静脉注射 20%氨基甲酸乙酯溶液 4～5ml/kg 麻醉，将麻醉好的家兔以仰卧位固定于兔手术台上。

（2）颈部手术：颈部剪毛，沿颈部正中线切开皮肤，分离两侧迷走神经，穿线备用。

（3）腹部手术：腹部剪毛，自剑突下沿腹部正中线切开腹壁，切口长约 10cm，打开腹腔，暴露胃肠，用两对皮钳夹住腹壁，把切口的两缘向外上方提起，形成一皮兜。

（4）观察项目

1）观察正常情况下胃肠运动，注意胃肠的蠕动和紧张度、小肠的分节运动等运动形式。

2）结扎、剪断迷走神经，以中等强度和中等频率的电刺激刺激迷走神经近心端，观察胃肠运动及紧张度变化。

3）胃肠局部分别滴加 1∶100 000 乙酰胆碱溶液、1∶10 000 肾上腺素溶液、新斯的明溶液、1∶10 000 阿托品溶液各 5～10 滴，观察胃肠运动及紧张度变化。

2. 药物对离体小肠平滑肌运动的影响

（1）离体小肠平滑肌标本的制备：倒提家兔，用木棒猛敲家兔枕部，使其急速死亡，立即剪开腹腔，剪取一段 2cm 左右的小肠，去除附着的系膜或脂肪，置于充氧（或含 5%二氧化碳）、保温 38℃左右的蒂罗德液中，洗净内容物，制成所需标本。

（2）将制备好的小肠段连接到麦氏浴槽上，并将其与计算机相连，描记平滑肌自动节律性收缩曲线，记录小肠运动情况。麦氏浴槽中加入蒂罗德液，调好温度（38℃）、氧气（通空气）。

（3）向麦氏浴槽中加入各种药物，观察对小肠运动的影响。

1）乙酰胆碱：滴加 1∶100 000 乙酰胆碱溶液 1～2 滴，观察肠平滑肌收缩活动改变，描记曲线。作用明显后，重复冲洗 2～3 次，待肠管恢复正常收缩后，再进行下一步实验。

2）肾上腺素：滴加 1∶10 000 肾上腺素溶液 1～2 滴，观察肠平滑肌收缩活动改变，描记曲线。作用明显后，按上述方法冲洗。

3）阿托品：滴加 1∶10 000 阿托品溶液 2～4 滴，2min 后再加入 1∶100 000 乙酰胆碱溶液 1～2 滴，观察肠平滑肌收缩活动改变，描记曲线。并与"1）乙酰胆碱"相对照。冲洗方法同上。

4）酚妥拉明：滴加 1%酚妥拉明溶液 3～4 滴，2min 后再加入 1∶10 000 肾上腺素 1～2 滴，观察肠平滑肌收缩活动有何改变，描记曲线。并与"2）肾上腺素"相对照。冲洗方法同上。

5）氯化钙：滴加 1%氯化钙溶液 1～2 滴，观察肠平滑肌收缩活动改变，描记曲线。作用明显后，按上述方法冲洗。

6）酸碱作用：滴加 1mol/L 盐酸溶液 3～4 滴，观察肠平滑肌收缩改变，在出现明显变化基础上滴加 1mol/L 氢氧化钠溶液 3～4 滴，观察平滑肌反应，描记曲线。

3. 氨在肝性脑病发病中的作用观察及解救　动物分为实验组、对照组及治疗组，实验步骤如下：

（1）麻醉、固定：家兔称重后，用 20%氨基甲酸乙酯溶液 4～5ml/kg 由耳缘静脉缓慢注射。麻醉后将动物仰卧位固定在兔手术台上，剪去上腹部正中线附近的被毛。

（2）心脏采血：家兔麻醉、仰卧固定后，于第 3 肋间隙距胸骨左缘约 3mm 处用示指触及心搏最明显点，将注射针头垂直刺入心脏，抽血 5ml，其中 2ml 用于血氨定性测定；3ml 置于离心管中，静置 10min 后离心（2500r/min，10min），取血清测尿素氮含量。

（3）动物模型制备

1）实验组：肝叶大部分结扎加十二指肠灌注复方氯化铵溶液。

A. 肝叶的游离和结扎：从胸骨剑突下沿腹正中线行长 6～8cm 的切口，打开腹腔，暴露肝脏，向下压肝脏，剪断肝与横膈之间的镰状韧带，使肝叶游离，辨明肝脏各叶，用棉绳从肝蒂部沿肝左外叶、左中叶、右中叶和方形叶根部围绕一周结扎肝脏，阻断大部分肝血流，使上述肝叶迅速变成暗褐色。由于供应右外叶及尾状叶的门静脉血管为独立分支，不会同时被结扎，因而得以保留。

B. 十二指肠插管：沿胃幽门向下找出十二指肠，用眼科剪在血管少的肠壁上做一小切口，将插管沿十二指肠远端方向插入并向下推进 4～5cm，固定插管，将肠管送回腹腔，插管的一段留于腹壁外，用皮钳关闭腹腔切口。观察并记录家兔的呼吸、角膜反射、瞳孔大小、四肢肌张力和对刺激的反应。

C. 用注射器向暴露于腹腔外的插管内灌注复方氯化铵溶液，每次 5ml，间隔 5min。灌注过程中仔细观察家兔呼吸、对刺激反应的变化、肌张力的变化等情况，直至家兔出现全身性抽搐。记录家兔从开始注射复方氯化铵溶液到出现全身性抽搐的时间及所用复方氯化铵溶液总量，计算每千克体重的复方氯化铵溶液用量。再次心脏采血 5ml，其中 2ml 用于血氨定性测定，3ml 用于测定血尿素氮。

2）对照组

A. 对照组一：肝叶假手术加十二指肠灌注复方氯化铵溶液。

除肝叶不结扎外，其余操作与实验组相同。当灌注的复方氯化铵溶液量达到与实验组出现全身性抽搐时的用量相同时，观察家兔一般情况。若家兔尚未出现全身性抽搐，则继续灌注复方氯化铵溶液直至家兔出现全身性抽搐为止。记录家兔从开始注射复方氯化铵溶液到出现全身性抽搐的时间及所用复方氯化铵溶液总量，计算每千克体重的用量。心脏采血行血氨定性测定及血尿素氮测定。

B. 对照组二：肝叶大部分结扎加十二指肠灌注复方氯化钠溶液。

肝叶的游离、结扎及十二指肠插管步骤同实验组，而后以实验组相同速度向十二指肠内灌注复方氯化钠溶液，待灌注量与实验组出现全身性抽搐的复方氯化铵溶液量等同时，观察家兔一般情况。

3）治疗组：肝叶大部分结扎加静脉注射复方谷氨酸钠溶液，再加十二指肠灌注复方氯化铵溶液。

肝叶的游离、结扎及十二指肠插管步骤同实验组，但在向肠道内灌注复方氯化铵溶液前先从耳缘静脉缓慢注射复方谷氨酸钠溶液 20ml/kg，灌注复方氯化铵溶液速度与方法同实验组。当灌注的复方氯化铵的量达到与实验组出现全身性抽搐时的用量相同时，观察家兔一般情况，心脏采血行血氨定性测定及血尿素氮测定。

血氨定性测定、尿素氮测定的方法详见本实验末【附】。

【结果记录方式】

1. 将实验结果分别填入表 5-18、表 5-19。

表 5-18　在体胃肠运动观察记录表

项目	胃肠运动
刺激迷走神经	
滴加乙酰胆碱	
滴加肾上腺素	
滴加新斯的明	
滴加阿托品	

表 5-19　肝性脑病动物实验各项指标记录表

组别	剂量（ml/kg）	时间（min）	血氨 前	后	血尿素氮（mg%）前	后
肝结扎+复方氯化铵						
肝不结扎+复方氯化铵						
肝结扎+复方氯化钠						
肝结扎+复方谷氨酸钠+复方氯化铵						

2. 描记曲线　记录药物对离体小肠平滑肌运动的影响。

剪辑平滑肌收缩曲线，标记所给药物的名称，打印。

【注意事项】

1. 观察整体胃肠运动时应注意避免胃肠暴露时间过长使腹腔内温度下降且胃肠表面干燥，影响胃肠活动，可随时用温热的生理盐水湿润胃肠。

2. 向浴管内加药时，每种药物固定用一种注射器；加药时避免碰触连接线，同时避免把药滴在管壁上。

3. 心脏采血时需要注意以下情况。

1）注射器干燥，防止溶血。

2）动作迅速，以缩短在心脏内的留针时间和防止血液凝固。

3）避免针头在胸腔内左右摆动，以防止伤及胸腔内组织。

4. 剪镰状韧带时，勿损伤膈肌和肝脏。游离肝脏时，动作宜轻柔。结扎线应结扎于肝叶根部，避免损伤肝脏。

5. 注意将动物的挣扎与氨中毒引起的抽搐与痉挛发作相鉴别。

6. 复方氯化铵溶液勿滴入腹腔。

【思考题】

1. 胃肠道运动有哪些形式？其各自的生理意义如何？

2. 胃肠道运动受到哪些神经体液因素的调节？这些神经体液因素各有何作用？

3. 肝性脑病中血氨增加如何引起中枢神经系统的代谢功能障碍？

4. 肝性脑病有哪些治疗措施？

【知识拓展】 肝性脑病是肝功能严重障碍和（或）门体分流术后患者发生的以代谢紊乱为基础，神经、精神症状为主要表现的综合征。其症状包括意识混乱、定向力障碍、协调能力降低，甚至昏迷。根据临床症状的轻重分为症状性肝性脑病和轻微肝性脑病。症状性肝性脑病可经临床试验检测到神经、精神异常，而轻微肝性脑病的神经、精神学临床检查则基本正常，需特异的心理智能测试才能发现异常。

目前对肝性脑病的治疗以综合治疗为主。治疗策略有：①消除与抑制肠道毒性物质的产生和吸收。具体措施包括限制蛋白质摄入，以乳果糖、乳梨醇等药物灌肠改变肠内环境，减少血氨的吸收，以及口服新霉素等药物抑制肠内细菌，减少氨产生。②应用脱氨药物降低慢性肝病时的血氨水平。在患者内环境偏于酸中毒时可选用乙酰谷酰胺，在偏于碱中毒时可选用精氨酸。③给予支链氨基酸以纠正氨基酸比例失调，使支链氨基酸与芳香氨基酸的比例恢复正常以起到治疗作用。国内常用的制剂有肝安、六合氨基酸及支链氨基酸等。④采用左旋多巴、溴隐亭、γ-氨基丁酸等改善神经递质传递，缓解症状。此外，对于预后差或病情恶化的重症患者，可考虑进行人工肝治疗或肝移植。人工肝技术是近年发展起来的肝脏体外支持技术，其主要作用在于清除体内各种有害物质，补充必需物质，暂时替代衰竭肝脏的部分功能，同时改善内环境，为肝细胞再生及肝功能恢复创造条件，或等待机会进行肝移植。

【附】

1. 血氨定性测定 吸取饱和碳酸钾溶液1.5ml注入微量扩散瓶中，然后将2ml血液用恰好3min时间注入瓶中，立即用该瓶塞上的玻璃棒蘸0.5mol/L硫酸溶液一滴（不宜过多，以免下滴），迅速盖上瓶塞，注意玻璃棒不能与瓶内液体及瓶体接触。轻轻混匀瓶内液体20min。扩散完毕，取出玻璃棒与玻片上的钠氏试剂混合，观察是否有棕黄色沉淀出现，并根据形成沉淀的量初步判定血氨的量（半定量）。

2. 尿素氮测定 分离血清后，取4支玻璃试管，做好标记，按照表5-20的步骤加样操作。

表5-20 尿素氮测定加样表

加样名称	测定管A	测定管B	标准管S	空白管C
血清	0.02	0.02	—	—
水	0.5	0.5	0.1	0.5
尿素氮标准应用液Ⅱ	—	—	0.4	—
DAM-TSC液	0.5	0.5	0.5	0.5
二酸混合液	4.0	4.0	4.0	4.0

注：DAM-TSC液为二乙酰-肟-氨硫脲液；测定管A为灌流复方氯化铵溶液之前血清，测定管B为灌流复方氯化铵溶液之后血清。

混合后，置沸水中煮沸 10min，流水冷却 3min，于 722 型分光光度计，520nm 波长进行测定，以空白管调零，读取标准管、各测定管的光密度值（OD）。

$$血清尿素氮(mg\%) = \frac{测定管光密度值（OD）}{标准管光密度值（OD_S）} \times 0.002 \times \frac{100}{0.02} \qquad (5\text{-}5)$$

3. 试剂的配制

（1）复方氯化铵溶液：氯化铵 25g，碳酸氢钠 15g，以 5%葡萄糖溶液稀释至 1000ml。

（2）复方氯化钠溶液：氯化钠 25g，碳酸氢钠 15g，以 5%葡萄糖溶液稀释至 1000ml。

（3）复方谷氨酸钠溶液：谷氨酸钠 25g，以 5%葡萄糖溶液稀释至 1000ml。

（4）二乙酰-肟-氨硫脲液：二乙酰-肟 600mg，氨硫脲 30mg，蒸馏水溶解并加水至 100ml。

（5）二酸混合液：将浓硫酸 80ml，85%～87%的浓磷酸 35ml，慢慢滴加入 800ml 水中，冷却后加水至 1000ml。

（6）尿素氮标准储存液（1mg 氮/ml）：称取分析纯尿素 2.143g，加 0.01mol/L 硫酸溶解，并加水至 1000ml。

（7）尿素氮标准应用液 I（0.025mg 氮/ml）：取尿素氮标准储存液 2.5ml，加 0.01mol/L 硫酸至 100ml。

（8）尿素氮标准应用液 II（0.005mg 氮/ml）：取尿素氮标准应用液 I 20ml，加 0.01mol/L 硫酸至 100ml。

（大连大学　康　乐，吉林大学白求恩医学部　赵丽晶）

实验十二　心血管功能的调节和急性右心衰竭模型的制备及治疗

【目的】　观察整体情况下神经体液因素对家兔心血管功能的影响，掌握神经体液因素参与心血管活动调节的规律及机制；学习急性右心衰竭动物模型的制备方法，观察急性右心衰竭血流动力学的主要变化，理解急性心力衰竭的发病机制和治疗原则。

【原理】　正常心血管系统受神经体液因素调节而相对稳定。动脉血压相对恒定对于机体正常血液供应和物质代谢极其重要。心脏受交感神经和副交感神经（迷走神经）的双重支配，交感神经兴奋通过末梢释放去甲肾上腺素，与心肌细胞 β 受体结合引起心率加快、心肌收缩力增强、心输出量增加，使血压升高；迷走神经兴奋通过末梢释放乙酰胆碱，与心肌细胞 M 受体结合引起心率减慢、心房肌收缩力减弱、心输出量减少，使血压下降。绝大多数血管只受交感缩血管神经支配，其末梢释放去甲肾上腺素并与血管平滑肌 α 受体结合。当交感缩血管神经紧张性增强时血管收缩，血压升高，交感缩血管神经紧张性降低时血管舒张，血压下降。在调节心血管活动的体液因素中，肾上腺素和去甲肾上腺素作用最为重要。肾上腺素可与 α 及 β 两类肾上腺素能受体结合。对于心脏，肾上腺素与 β$_1$ 肾上腺素能受体结合，产生正性变时和正性变力作用，使心输出量增加。对于血管，肾上腺素的作用取决于血管平滑肌上 α 及 β$_2$ 受体分布的情况。去甲肾上腺素主要与 α 肾上腺素能受体结合。静脉注射去甲肾上腺素可使全身血管广泛收缩，动脉血压升高；血压升高又可反射性引起心率减慢。本实验通过观察多种神经体液因素对家兔心血管功能的影响，加深对这些因素调节心血管系统作用及机制的理解。

心力衰竭是心肌收缩和（或）舒张功能障碍导致心输出量降低，不能满足机体组织代谢需要的一种病理过程或综合征，又称为泵衰竭。心力衰竭的常见病因包括：①压力或容量负荷过度。②原发性心肌收缩、舒张功能障碍（心肌炎、心肌梗死等心肌病变；心肌缺血缺氧如冠心病、严重贫血；维生素 B$_1$ 严重缺乏等导致心肌能量代谢障碍等）。静脉快速输注生理盐水可引起右心容量负荷增加；通过耳缘静脉注射栓塞剂（液体石蜡）造成急性肺小血管栓塞，可引起右心压力负荷增加。本实验通过耳缘静脉注射栓塞剂（液体石蜡）及静脉快速输注生理盐水增加右心的压力负荷及容量负荷，从而诱导动物急性右心衰竭的发生。在急性心力衰竭的抢救过程中，强心苷类药物可抑制 Na^+/K^+-ATP 酶，加强心肌收缩力，增加心脏做功和每搏输出量；速效利尿药可减少血容量，降低右心后负荷；扩血管药物可降低中心静脉压，减少回心血量，也可用于治疗心力衰竭。本实验通过观察三种药物在抢救急性心力衰竭中的作用，理解急性心力衰竭的治疗原则及药物作用机制。

【动物】 家兔，2.5～3.0kg，雌、雄兼用。

【试剂/药品】 20%氨基甲酸乙酯溶液、0.1%肝素溶液、生理盐水、液体石蜡、去甲肾上腺素溶液（1：10 000）、肾上腺素溶液（5：100 000）、乙酰胆碱溶液（1：100 000）、0.02%去乙酰毛花苷溶液、1%呋塞米溶液、1%山莨菪碱溶液（654-2）等。

【器材】 生物信号采集处理系统、压力换能器、动脉插管和静脉插管、三通管、兔手术台、常用手术器械一套、动脉夹、双极保护电极、电子刺激器、恒温水浴锅、听诊器、动脉夹、小儿头皮输液针、纱布、棉球、丝线、注射器等。

【方法与步骤】

1. 动物的麻醉与手术

（1）麻醉：家兔称重后，用 20%氨基甲酸乙酯溶液 4～5ml/kg 由耳缘静脉缓慢注射。注射期间注意观察动物肌张力、呼吸频率和角膜反射的变化，防止麻醉过深。麻醉后将动物仰卧固定在兔手术台上。

（2）手术

1）分离颈部血管和神经：颈部剪毛，沿甲状软骨下正中切开皮肤 6cm，分离皮下组织和浅层肌肉后，沿纵行的气管前肌和斜行的胸锁乳突肌间钝性分离，将胸锁乳突肌向外侧分开，即可见到深层位于气管旁的血管神经束，仔细辨认并小心地分离右侧的迷走神经和减压神经，下穿丝线备用。

2）血管插管：分离右侧颈外静脉和左侧颈总动脉。左侧颈总动脉插入颈动脉导管，用于记录血压，插颈动脉导管之前，动脉插管要通过三通管与压力换能器相连，并且用肝素溶液排尽空气，然后将压力换能器连接到生物信号采集处理系统上。右侧颈外静脉插入静脉导管，静脉导管通过三通管与另一压力换能器相连，既可测中心静脉压又可保持输液。不测压时，将导管与输液装置连接，缓慢输入生理盐水 5～10 滴/min，保持导管通畅。手术完成后让动物安静 5min，调整各记录装置，记录动脉血压和中心静脉压作为对照值。听诊器听心音和呼吸音。

2. 神经体液调节实验

（1）夹闭颈总动脉：用动脉夹夹闭右侧颈总动脉 10s，观察平均动脉压、呼吸频率及心率改变。

（2）刺激减压神经：用保护电极刺激减压神经 10s，观察平均动脉压、呼吸频率及心率改变。

（3）刺激迷走神经：用保护电极刺激迷走神经 10s，观察平均动脉压、呼吸频率及心率改变。

（4）去甲肾上腺素作用：由耳缘静脉注射 1：10 000 去甲肾上腺素溶液 0.2～0.3ml，观察平均动脉压、呼吸频率及心率改变。

（5）乙酰胆碱作用：由耳缘静脉注射 1：100 000 乙酰胆碱溶液 0.2～0.3ml，观察平均动脉压、呼吸频率及心率改变。

（6）肾上腺素作用：由耳缘静脉注射 5：100 000 肾上腺素溶液 0.2～0.4ml，观察平均动脉压、呼吸频率及心率改变。

3. 急性右心衰竭实验 上述实验完成后，让动物休息 15min，再次观察并记录动物动脉血压、中心静脉压、心率、呼吸频率和幅度，听诊胸背部呼吸音，并做肝中心静脉压反流实验。具体方法：轻轻推压动物右肋弓 3s，记录中心静脉压上升数值，观察记录上述指标作为急性右心衰竭实验的对照。

（1）复制急性右心衰竭模型

1）液体石蜡静脉注入（增加压力负荷）：用 2ml 注射器抽取经水浴加温至 38℃的液体石蜡 0.5ml/kg，加入等量生理盐水，振荡乳化，以 0.1ml/min 的速度通过耳缘静脉缓慢注入并密切观察血压、呼吸频率等变化。当血压明显下降或中心静脉压明显上升时，即停止注射，观察 5min。如血压和中心静脉压恢复到原来水平，可再次缓慢注射少量液体石蜡，直至血压又轻度下降（降低 10～20mmHg）或中心静脉压又明显升高为止（一般液体石蜡的用量不超过 0.5ml/kg），记录各项指标。

2）快速输液（增加容量负荷）：注射液体石蜡后观察 5min，然后以每分钟 5～10ml/kg 的速度快速由静脉导管输入生理盐水。输液过程中观察各项指标变化。

（2）急性心力衰竭的抢救：根据实验室提供的药品，自行选择和设计抢救方案，记录各项指标变化，观察药物的疗效。实验室提供的药品如下：

1）0.02%去乙酰毛花苷溶液：用量为 0.3～0.5ml/kg。

2）1%呋塞米溶液：用量为 0.4ml/kg。

3）1%山莨菪碱溶液：用量为 0.8ml/kg。

（3）动物解剖：非治疗组动物死亡或抢救组完成实验后，挤压动物胸壁，观察气管内有无分泌物溢出，并注意其性状。剖开胸、腹腔（注意不要损伤脏器和大血管），观察有无胸腔积液、腹水及其量的多少；观察心脏各腔体积；肺脏外观和切面观；肠系膜血管充盈情况，肠壁有无水肿，肝脏体积和外观情况。最后剪破腔静脉，让血液流出，观察此时肝脏和心腔体积的变化。

【结果记录方式】

1. 描记各种神经体液因素刺激后，急性右心衰竭造模及抢救过程中血压及中心静脉压曲线的改变，剪辑，打印。

2. 将实验结果分别填入表 5-21、表 5-22。

表 5-21　各种神经体液因素对平均动脉压、心率及呼吸频率的影响

观察项目	平均动脉压（mmHg）	心率（次/min）	呼吸频率（次/min）
正常			
夹闭颈总动脉			
刺激迷走神经			
刺激减压神经			
注射去甲肾上腺素溶液			
注射乙酰胆碱溶液			
注射肾上腺素溶液			

表 5-22　急性右心衰竭模型制备及抢救过程中各项指标记录表

观察项目	平均动脉压(mmHg)	中心静脉压(mmHg)	心率（次/min）	呼吸频率（次/min）
造模前				
注射液体石蜡				
静脉快速输液				
注射去乙酰毛花苷溶液				
注射呋塞米溶液				
注射山莨菪碱溶液				

【注意事项】

1. 实验过程中每项观察后，应等待血压基本恢复并稳定后再进行下一项。每次注射药物后应立即注射 0.5ml 左右的生理盐水，防止药液残留在针头内及局部静脉中，影响下一种药物的效应。

2. 液体石蜡注入的量和速度是急性右心衰竭动物模型是否能够复制成功的关键，注入过少往往需要补充输入大量液体，而注入过量时又会造成动物立即死亡，故一定要缓慢注入。并在注入过程中仔细观察血压、静脉压的变化。

3. 长时间耳缘静脉注射容易刺穿静脉壁，可用小儿头皮输液针穿刺耳缘静脉，用胶布固定翼片，连接 1ml 注射器，然后进行各种静脉注射。

【思考题】

1. 正常家兔心血管系统功能活动的调节是如何进行的？

2. 本实验中家兔发急性右心衰竭的机制是什么？

3. 诊断家兔右心衰竭的依据是什么？

4. 肝-中心静脉压反流实验的原理是什么？有何临床意义？

【知识拓展】　心力衰竭是大多数心血管疾病的最终归宿。对心力衰竭发生机制的认识大致经历 3 个阶段。传统观念认为心力衰竭是由心脏泵衰竭引起的血流动力学紊乱，治疗方法主要为强心、利尿、扩张血管。20 世纪 90 年代以后明确认为心力衰竭发生、发展的基本机制是心室重构。所谓心室重构是指由一系列复杂的分子和细胞机制导致心肌结构、功能和表型的变化。这些变化包括心肌细胞肥大、凋亡，胚胎基因和蛋白质的再表达，心肌细胞外基质量和组成的变化等。因此，治疗心力衰竭的关键是阻断神经内分泌系统的激活，防止和延缓心室重构。近年来，由于从基因组学、蛋白质组学方面对心力衰竭发生机制研究的不断深入，治疗目标已开始指向如何逆转心肌异常和促进心肌细胞再生，开启了心力衰竭基因治疗的新篇章。

（大连大学　康　乐　高　卫）

实验十三　　实验性酸碱平衡紊乱

【目的】　学习复制实验性酸碱平衡紊乱动物模型的方法；观察不同类型酸碱平衡紊乱时动物的机能改变及血气指标变化；了解各型酸碱平衡紊乱的基本治疗原则。

【原理】　人体内环境必须要有适宜的酸碱度才能维持正常的代谢和生理功能。正常情况下，人体血浆的酸碱度在范围很窄的弱碱性环境内变动，用动脉血 pH 表示其范围是 7.35～7.45。在生命活动过程中，机体通过代谢不断生成酸性或碱性的产物，同时也经常摄入酸性或碱性食物，但机体依靠各种缓冲系统及肺和肾的调节功能，仍然可以使血浆 pH 稳定在正常范围内。这种处理酸碱物质的含量和比例，使血浆 pH 维持在恒定范围内的过程称为酸碱平衡。

尽管机体对酸碱负荷有强大的缓冲能力和有效的调节机制，但许多病理因素能够引起酸碱负荷过度或调节机制障碍，从而导致体液内环境酸碱稳态破坏，称为酸碱平衡紊乱。酸碱平衡紊乱包括单纯型酸碱平衡紊乱（代谢性酸中毒、代谢性碱中毒、呼吸性酸中毒、呼吸性碱中毒）和混合型酸碱平衡紊乱。

本实验采用直接输入酸或碱的方式复制单纯型代谢性酸中毒和代谢性碱中毒的动物模型，采用动物不完全窒息造成二氧化碳排出障碍，或人工呼吸机被动过度通气的方法复制呼吸性酸中毒和呼吸性碱中毒动物模型，观察动物的机能改变及血气指标变化，设计各型酸碱平衡紊乱的治疗方案。

【动物】　家兔，2.5～3kg，雌、雄兼用。

【试剂/药品】　20%氨基甲酸乙酯溶液、0.3%肝素溶液、生理盐水、12%磷酸氢二钠溶液、5%碳酸氢钠溶液等。

【器材】　生物信号采集处理系统、血气分析仪、生化分析仪、人工呼吸器、心电图仪、兔手术台、常用手术器械一套、动脉插管、静脉插管、气管插管、静脉输液装置、注射器、试管、离心机、冰壶、弹簧夹等。

【方法与步骤】

1. 动物称重、麻醉和固定　家兔称重，耳缘静脉注射20%氨基甲酸乙酯溶液4～5ml/kg，至动物完全麻醉，然后将家兔仰卧位固定于兔手术台上。

2. 气管插管和动、静脉插管　剪去家兔颈部及一侧腹股沟的毛，钝性分离出气管、一侧颈总动脉及对侧颈外静脉和一侧股动脉，穿线备用。剪开气管软骨环，将气管插管插入家兔气管并固定，通过压力换能器与生物信号采集处理系统连接，记录呼吸。经耳缘静脉注入0.3%肝素溶液3ml/kg。做颈动脉插管并连接生物信号采集处理系统，记录动物血压。做颈外静脉插管并连接输液装置，缓慢滴入生理盐水保持畅通，作股动脉插管取血用，并用线结扎固定。

3. 心电描记　将针形电极分别插入家兔四肢踝部皮下。导联线连接按右前肢（红）、左前肢（黄）、右后肢（黑）、左后肢（绿）的顺序与生物信号采集处理系统相连，描记心电图波形。

4. 血气指标及生化指标分析　打开股动脉的动脉夹，缓慢打开三通开关，弃去最先流出的2～3滴血后，用经肝素预处理过的注射器抽取动脉血35ml放入肝素预处理过的试管内，密闭，用血气分析仪测定pH、氧分压（PaO_2）、二氧化碳分压（$PaCO_2$）、标准碳酸氢盐（SB）、实际碳酸氢盐（AB）、碱剩余（BE）等血气指标。另取动脉血1ml，生化分析仪检测血清K^+、Na^+、Cl^-等指标。将这些指标作为实验前对照。

5. 酸碱平衡紊乱动物实验

（1）复制代谢性酸中毒动物模型并治疗：从颈外静脉缓慢注入12%磷酸氢二钠溶液5ml/kg，观察家兔呼吸、血压变化，描记呼吸及血压变化曲线；10min后采集动脉血1ml，检测血气指标。另取动脉血1ml，生化分析仪检测血清K^+、Na^+、Cl^-等指标。根据注射酸性溶液后测得的BE值，计算所需的5%碳酸氢钠溶液量，进行补碱治疗。计算方法如下：

$$所需补充的碳酸氢钠溶液量（mmol）= BE 绝对值×体重（kg）×0.3 \qquad (5-6)$$

注：0.3是HCO_3^-进入人体内分布的间隙，即体重的30%。

因为5%碳酸氢钠溶液1ml=0.6mmol，所以上述所需补充的5%碳酸氢钠溶液毫升数=所需补充的碳酸氢钠溶液摩尔数/0.6。

待注入5%碳酸氢钠溶液治疗10min后，取血检测各项血气指标，观察恢复水平。

（2）复制呼吸性酸中毒动物模型：待家兔恢复正常，将气管插管的通气管用止血钳夹闭1～2min，观察其呼吸、血压的变化，描记呼吸及血压变化曲线；同时迅速采集动脉血1ml，检测血气指标。另取动脉血1ml，生化分析仪检测血清K^+、Na^+、Cl^-等指标。

（3）复制呼吸性碱中毒动物模型：解除气管夹闭10min后，待家兔恢复正常，取血检测相应指标作为对照值，而后将气管插管上的乳胶管与人工呼吸器相连，进行人工被动过度通气3～5min，观察其呼吸、血压的变化，描记呼吸及血压变化曲线；并迅速采集动脉血1ml，检测血气指标。另取动脉血1ml，生化分析仪检测血清K^+、Na^+、Cl^-等指标。

（4）复制代谢性碱中毒动物模型：家兔恢复正常后，从颈外静脉缓慢注入5%碳酸氢钠溶液5ml/kg，观察家兔呼吸、血压变化，描记呼吸及血压变化曲线；10min后采集动脉血1ml，检测血气指标。另取动脉血1ml，生化分析仪检测血清K^+、Na^+、Cl^-等指标。

6. 根据（2）、（3）、（4）的血气分析指标，自行设计呼吸性酸中毒、呼吸性碱中毒、代谢性碱中毒的抢救治疗方案。

【结果记录方式】

1. 记录各型酸碱平衡紊乱心电图、呼吸及血压曲线的改变。

2. 将实验结果填入表5-23。

表 5-23　各组酸碱平衡紊乱模型指标

| 项目 | 呼吸频率（次/min） | 血压（mmHg） | 全血 | | | | | | 血清（mmol/L） | | |
			pH	PaO₂（mmHg）	PaCO₂（mmHg）	SB（mmol/L）	AB（mmol/L）	BE（mmol/L）	K⁺	Na⁺	Cl⁻
正常											
代谢性酸中毒											
代谢性酸中毒 治疗后											
呼吸性酸中毒											
呼吸性碱中毒											
代谢性碱中毒											

3. 根据上述各组酸碱平衡紊乱模型的指标变化，设计抢救治疗方案。

【注意事项】

1. 实验前应避免动物过度饥饿及剧烈运动，以免体内产生过多酸性物质，影响实验结果。

2. 分离颈总动脉和股动脉时，应避免损伤血管。

3. 血气分析所用的血液样本需用肝素抗凝，严格密封，避免空气进入所采标本中。

4. 所取血样标本需立即检测，若不能立即检测，需将针管放入冰壶内，且标本搁置时间不宜超过 1h。但要避免冰水进入针管。

5. 注射 12%磷酸氢二钠溶液及 5%碳酸氢钠溶液时要缓慢，否则易致家兔死亡。

6. 人工被动过度通气时，通气量不宜过大，否则容易导致家兔肺泡破裂。

【思考题】

1. 本次实验所复制的几种酸碱平衡紊乱血气指标有何变化？为什么？

2. 血气分析时，血液标本为何必需隔绝空气？

3. 酸中毒或碱中毒对机体有何影响？

（大连大学　康　乐，吉林大学白求恩医学部　赵丽晶）

实验十四　实验性高钾血症及治疗

【目的】　学习复制实验性高钾血症动物模型的方法；观察高钾血症对心脏的毒性作用；掌握高钾血症时心电图改变的特征；了解高钾血症时的抢救治疗基本原则。

【原理】　钾离子是人体内重要的电解质之一，血清钾的正常值为 3.5～5.5mmol/L，通常以血钾浓度的高低分为低钾血症和高钾血症。高钾血症对机体的主要危害表现在心脏。高钾血症可使心脏有效不应期缩短，兴奋性和传导性呈双相变化。轻度高钾血症可使心肌兴奋性和传导性均增高，急性重度高钾血症可导致严重的传导阻滞和兴奋性消失而导致心跳停止。同时高钾血症可使心脏自律性和收缩性均下降。高钾血症时，心电图主要表现为：①T 波高尖，高钾血症早期即可出现。②P 波和 QRS 波振幅降低，间期增宽，S 波增深。严重高钾血症时可出现正弦波。③多种类型的心律失常心电图。

高钾血症的抢救可采用：①注射 Na⁺、Ca²⁺溶液，以对抗高钾血症的心肌毒性；②注射胰岛素、葡萄糖，促进 K⁺移入细胞内。

本实验通过静脉滴注氯化钾生理盐水溶液，使血钾浓度升高造成高钾血症，进而影响心肌的生理特性，使心功能及心电图发生改变。而后分别给予碳酸氢钠溶液、氯化钙溶液及葡萄糖-胰岛素溶液进行治疗，观察其疗效。

【动物】　家兔，2.5～3.0kg，雌、雄兼用。

【试剂/药品】　20%氨基甲酸乙酯溶液、肝素生理盐水溶液（125U/ml）、4%和10%氯化钾生理盐水溶液、10%氯化钙溶液、4%碳酸氢钠溶液、葡萄糖-胰岛素溶液（50%葡萄糖4ml加1U胰岛素）等。

【器材】　生物信号采集处理系统、兔手术台、常用手术器械一套、小儿头皮针、注射器、静脉输液装置、抗凝试管、离心机、电解质测定仪等。

【方法与步骤】

1. 动物准备　家兔称重，将20%氨基甲酸乙酯溶液4～5ml/kg经家兔耳缘静脉注射进行全身麻醉后，将其仰卧位固定于兔手术台上。

2. 血管插管　剪去颈部被毛，沿正中线切开皮肤约6cm，分离左侧颈总动脉并插管，颈总动脉导管用于取血。

3. 正常血钾浓度测定　以抗凝试管自颈总动脉取血1ml，用电解质测定仪检测实验前家兔的血钾浓度。

4. 心电描记　将针形电极分别插入家兔四肢踝部皮下。导联线连接按右前肢（红）、左前肢（黄）、右后肢（黑）、左后肢（绿）的顺序与生物信号采集处理系统相连，描记正常心电图。

5. 高钾血症动物模型的复制　将连接静脉输液装置的小儿头皮针插入耳缘静脉，用胶布将头皮针固定在耳廓上。耳缘静脉缓慢滴注4%氯化钾生理盐水溶液，以2分钟15滴的速度滴注，观察心电图波形变化，当出现P波低平增宽、QRS波群低压变宽和高尖T波时，描记一段心电图，同时取动脉血1ml测定血钾浓度。

6. 高钾血症抢救　观察到高钾血症的心电图改变后，停止滴注氯化钾溶液。各实验小组立即采用下列抢救方法中的一种进行抢救，观察心电图改变是否恢复正常。

（1）自耳缘静脉缓慢注入4%碳酸氢钠溶液5ml/kg。

（2）自耳缘静脉缓慢注入10%氯化钙溶液2ml/kg。

（3）自耳缘静脉缓慢注入葡萄糖-胰岛素溶液7ml/kg。

边注射边观察心电图波形改变，待心电图基本恢复正常时，再次由颈总动脉取血1ml，测定血钾浓度。

7. 高钾血症致死作用观察　取完血后，迅速打开胸腔，暴露心脏，肉眼观察心脏情况。静脉注入致死量的10%氯化钾溶液8ml/kg，边注射边观察心电图波形变化。出现心室颤动或成一直线时，观察并用手触摸心肌颤动及心跳停止时状态。

注：家兔正常血钾浓度为2.7～5.1mmol/L。

【结果记录方式】

1. 记录家兔高钾血症造模前后及治疗前后心电图变化。

2. 将实验结果填入表5-24。

表5-24　家兔高钾血症造模前后及治疗前后各项指标变化

项目	精神状态	呼吸频率（次/min）	血钾浓度（mmol/L）
造模前			
高钾血症			
治疗后			
（注明治疗措施）			

【注意事项】

1. 动物麻醉要适度，过深抑制呼吸，过浅导致动物疼痛易引起肌颤，干扰心电图波形。

2. 动物对氯化钾的耐受性有个体差异，有的动物需注入较多量的氯化钾才出现异常心电图改变。

3. 因红细胞中钾含量较高，为避免误差，标本切忌溶血。

4. 注射氯化钾时应尽量选用耳缘静脉，速度应慢。如耳缘静脉已被损害，可采用股静脉插管给药。

5. 心电干扰波的处理。实验前要接好地线，针形电极刺入部位需对称，且电极要扎在皮下，避免误插入肌肉导致肌电干扰。实验台面要保持干燥。

6. 注射氯化钙时速度应慢，避免因高血钙引起动物骤然死亡。

【思考题】

1. 重症高钾血症对心肌生理特性会产生哪些影响？机制是什么？

2. 高钾血症会引起哪些异常心电图改变？并用相关理论解释。

3. 静脉注射碳酸氢钠溶液、氯化钙溶液及葡萄糖-胰岛素溶液治疗高钾血症的机制是什么？

（大连大学　康　乐　张媛媛）

第六章 设计（创新）性实验

【目的】 通过学生自行设计实验，使其进一步了解机能学实验研究的基本过程，提高其运用所学知识分析解决实际问题的能力；学生在自行设计实验的过程中，通过主动思考、精心设计，训练其创新能力、培养其创新思维和素质，为今后从事科研工作和其他创新工作奠定基础。

【原理】 运用有关知识和统计学原理，从选择研究对象、确定处理因素及效应判断三个基本环节对所建立的假说进行全面考虑，做出实验性研究设计。实验设计是科学研究工作中关于研究方法及步骤如何制定和实施的方案，应考虑使处理因素在其他所有因素都被严格控制的条件下，效应（作用）能够准确地显示出来，最大限度地减少实验误差，使实验达到高效、快速、经济的目的。因此，实验设计是科学研究工作能否顺利进行和取得成功的关键环节。

一、设计性实验的主要内容及要点

1. 选题 由教师根据学生所掌握的知识和学识水平，组织拟订实验研究项目，或由学生结合生理学、病理生理学、药理学课堂中学过的知识，自由选择所要研究的题目。选题的好坏决定研究工作的价值和实验的成败，在选题时要注意选题的基本原则和要求，所选题目要体现出创新性、科学性、可行性和实用性。

（1）创新性：科学研究的实质是创新，即选题要具有自己的独到之处，即提出新见解、新规律、新技术和新方法，或对旧的规律、技术、方法有所修补和改进。因此，确定选题前必须查阅国内外有关文献和最新资料，以保证选题的创新性。

（2）科学性：选题是建立在已确认的科学理论和实验基础之上的，要符合客观规律，而非主观臆想的结果，即确立一个具有一定科学依据的设想，然后设计科学的实验方法去证明设想是否正确。所以选题要有科学性。

（3）可行性：选题要切合研究者的学识水平、实际工作能力和实验室条件，能保证实验顺利实施。要注意创新性和可行性的辩证统一。

（4）实用性：选题应有明确的目的和意义。

选题过程是一个创造性思维的过程，在查阅大量文献资料的基础上，了解本选题近年来已取得的成果和存在的问题，找出要探索的关键所在，提出新的构思和假说，从而确定研究题目。

2. 明确实验研究目的和意义 根据要解决的中心问题，进行项目指标、定量要求的设计，目的要明确、突出，不要因贪多而把与实验无关的内容加到实验设计中。

3. 确定实验对象和分组 根据目的、方法、指标，选用符合一定标准的实验动物，包括清醒、麻醉动物，病理模型（理想的病理模型对于研究药物的治疗作用非常有益）等，既可以是整体动物，也可以是离体器官、组织或细胞，同时符合经济实用原则。并根据研究目的和处理方式进行处理组和对照组的分组。

4. 实验动物的处理 包括疾病模型的复制和实验干预部分。动物模型要体现出相似性、重复性。实验方法中要写明动物的麻醉、疾病模型的复制方法等。

5. 实验药物 实验中如需使用药物，应考虑给药途径操作的方便性，还应考虑药物性质及生物利用度。剂量应尽量参考已有资料或通过预试确定。药物作用观察时间的长短应依药物起效和维持时间长短而定，离体急性实验观察数分钟至数十分钟，在体急性实验观察数小时至数十小时。抗癌药、抗生素、激素则需要观察较长时间。

6. 确定观察指标 观察的指标应能反映被研究问题的本质，具有专一性和可靠性，其标准是客观、灵敏、定量。同时还应明确写出指标测定的具体步骤，包括标本采集的时间、方法、样本量、样本处理方法、监测方法和使用的仪器等。

7. 数据收集和分析 所收集的数据要具有完整性、客观性和准确性，并采用文字、数字、表格、图像、照片等形式记录，在设计时也应同时设计好记录格式，便于整理统计分析。运用相应的统计学方法对所获得的数据进行分析，从而得出科学合理的结论。

8. 论文或报告撰写 根据观察的事实与统计处理的结果，运用分析、归纳与演绎等方法把感性材料上升为理性概念，得出符合科学规律的结论。总结归纳的形式为撰写论文或实验报告。

二、设计性实验的基本要素

医学实验研究，无论是动物实验，还是以患者为对象的临床实验，在实验设计中，均应包括三个基本要素：实验对象、处理因素、实验效应。

1. 实验对象 机能学实验的受试对象包括人和动物，但除了一些简单的观察，如呼吸、血压、脉搏、心率等可以在人体进行以外，主要的实验对象是动物及其有关标本。不同实验研究往往需要选择相应的动物，选择合适的实验动物对实验的成功有重要的意义。在选择实验动物时应注意以下几点：①选择健康动物，动物的健康状态可以从动物的活动情况和外观加以判断。②选择生物学特性接近于人类而又经济易得的动物，如家兔、大鼠、小鼠等。③根据实验要求选择动物的品种和纯度，一般清洁动物适合学生实验，无菌动物适合高要求的实验研究。④动物的年龄、体重、性别最好一致，以减少个体间的生物差异。对性别要求不高的实验，雌、雄应搭配适当。对性别要求高的实验，要严格按照实验要求选择动物。

2. 处理因素 是指实验中根据研究目的确定的、由实验者人为地施加于受试对象的因素，如药物、某种手术等。在设置处理因素时应注意以下问题：①要抓住实验中的主要因素。在实验设计时，可采用单因素设计，即实验中只施加一种处理因素，如某一种药物，观察处理前、后的变化，这种方法便于分析，但花费较大。也可采用多因素设计，即实验中同时观察几种处理因素，设计时需采用多因素分析方法进行，这种方法能节省时间和经费，但一次实验也不宜涉及的因素过多。因此，要根据研究目的确定一个或几个主要的、关键性的因素。②处理因素要标准化。在整个实验过程中，应做到处理因素保持不变，即标准化，否则会影响实验结果的评价。如实验的处理因素是药物，则药物的生产厂家、批号、纯度规格、给药剂型、剂量、途径等必须保持不变。③要明确非处理因素。非处理因素不是研究因素，但其中有些可能会影响实验结果，产生混杂效应，如动物的品种、品系、年龄、性别、体重、健康状况等，实验及环境条件、实验方法步骤、实验者操作技术熟练程度等，实验仪器的型号、灵敏度、精确度等非处理因素在设计与实验中要注意设法消除它们的干扰作用。

3. 实验效应 是指选用相应的观测指标，来表达处理因素对受试对象所产生的某种作用的有无及大小。这些指标包括计数指标和计量指标等。好的观测指标设计是体现实验的先进性和创新性的重要环节。因此，在设计观测指标时应考虑以下原则：①特异性，即观测指标能反映某一特定的现象而不会与其他现象混淆，如呼吸衰竭的诊断，血气中血氧分压和二氧化碳分压是特异性指标；高血压中的血压，尤其是舒张压，可作为判断高血压病及药物治疗效果的特异性指标。②客观性，即观测指标应易于量化，用各种仪器检测而获得，不易受主观因素影响，如心电图、脑电图、血管造影、检验数据和微生物培养等。③重现性，即观测指标在相同条件下可以重现。为提高重现性，应注意使用仪器的稳定性，减少操作误差，控制物的机能状态和实验条件。如果重现性小，说明所选的指标不稳定，不宜采用。④灵敏性，即观测指标能如实地反映微量效应变化。指标的灵敏性是由实验方法和测量仪器的灵敏性共同决定。如灵敏性低，对已经发生的变化不能及时测出，或得到假阴性结果，影响研究的完成，这样的指标应该放弃。⑤可行性，即观测指标有文献或实验依据，也符合研究者的技术水平及其实验室的设备条件。

三、设计性实验的基本原则

实验设计应遵循的三大原则：对照原则、重复原则、随机原则。

1. 对照原则　设立对照的目的是为了比较和鉴别，除了需要比较的处理因素（如新疗法、新药物）外，其他非处理因素应尽量保持相同，从而根据处理与不处理之间的差异，了解处理因素所带来的特殊实验效应。常设的对照有：①空白对照，亦称正常对照，对照组在实验中不施加任何处理因素或给予安慰剂及安慰措施；②实验对照，亦称假处理对照，除不施加实验处理因素外，均接受同样处理，如手术操作过程、药物溶媒等；③标准对照，亦称阳性对照，在评价某种药物或新疗法时，以经典药物或公认的标准疗法作对照；④自身对照，指对照与处理在同一受试对象上进行，可较好地减小个体差异的影响；⑤相互对照，亦称组间对照，指几种处理方法之间互为对照，如几个不同剂量的药物治疗同一种疾病，进行量效和时效的比较，给药组间互为对照。

2. 随机原则　医学研究的任务是从"总体"中抽出一定数量的对象作为"样本"进行研究，从中得出一定的规律，推及总体。因此，遵循随机原则，则是获得可靠的实验结果与结论的一个重要方面。随机的意义在于避免人为的主观因素影响实验结果，减少误差，使样本能客观地反映总体情况。随机是指符合实验条件的对象在抽样、分组和实验顺序安排上进行随机处理。具体包括以下几方面：①抽样随机，每一个符合条件的实验对象参加实验的机会相同，使样本具有代表性，获得的结果具有普遍性。②分组随机，每个实验对象分到处理组和对照组的机会相同，保证各组间的可比性。③实验顺序随机，每个实验对象接受处理的先后机会相同，以消除不同步的实验顺序所产生的偏差。随机的方法有很多，如抽签法、随机数字表法、随机化分组表法等。

3. 重复原则　重复是指在类似条件下，把实验结果复制、重现出来。由于实验对象个体差异等因素，一次实验一个动物或几个动物的实验结果往往不够可靠，需要足够多的实验样本量，在相同实验条件下有充分的重复才能获得可靠的结果。只有这样才能避免实验的偶然性，突出其必然规律，任何实验结果的可靠性应经得起重复实验的考验。因此，重复是保证科学结果稳定、科研结论可靠的重要措施。

实验需重复的次数（即实验样本的多少），对于动物实验而言（指实验动物的数量）取决于实验的本质、内容及实验资料的离散度，通常计量资料的样本数每组不少于 5 例，以 10~20 例为宜，计数资料的样本数每组应不少于 30 例。

四、学生设计性实验的基本程序

综上所述，学生设计性实验的基本程序包括设想与选题、设计方案、实践、统计分析总结、论文或报告完成。但如因条件所限，不能将设计的实验付诸实施，则可组织学生进行汇报、答辩，对论文或报告及预计结果进行分析、讨论和总结，也能起到拓展知识、活跃思维、培养创新素质的作用。

关于设计性实验方案答辩的相关问题：

1. 目的　检查各组的选题、设计方案及资料查阅情况，发挥全体同学的集体智慧及教师的指导作用，对方案进行修改，使之更加完善；学生通过答辩，可以理清思路、明确目的、修正错误，有利于培养和提高学生的逻辑思维能力及语言表达能力，有利于提高学生论文或报告的写作水平，有利于培养其科学素养。

2. 组织方式　以每组完成的设计实验方案为答辩对象，由全体同学及教师对方案进行评价。具体程序如下：

（1）每组学生将设计方案预先制作为 PPT，选一名代表对本组的题目、选题原则和依据、选题目的、实验原理、实验对象、器材、药品、实验方法与步骤、观测项目和指标、预期结果、结果分析、本实验方案的可行性论证等内容进行课堂报告。

（2）由全体同学、教师对设计方案提出问题，设计组学生做出解答。

（3）最后由教师对报告内容进行点评，指出设计方案中存在的问题和可取之处，图表表达是否规范、科学、合理，实验结果与分析是否实事求是，是否有需要修改完善的内容和环节等。

3. 评分办法 可参考以下方面给予相应成绩评定。

（1）选题是否符合要求，选题依据是否充分，是否有理论或实际意义，科学性、先进性如何，目的是否明确。

（2）方案中涉及的动物、仪器设备、药品与试剂、技术难度是否可行。

（3）实验方法是否恰当，步骤是否合理。

（4）观察内容和观测指标能否满足设计目标。

（5）设计组学生对方案是否思路清晰，表达是否具有逻辑性，答辩时的反应是否敏捷，答辩是否准确。

（6）学生在方案设计中的工作是否包括文献查阅、实验选题、方案设计、资料整理、论文或报告撰写、PPT 制作、课堂汇报等步骤。

【思考题】

1. 如何撰写一份合格的实验设计？

2. 请亲自撰写一份实验设计报告。

（大连大学 罗学娅）

第七章　虚拟仿真实验教学平台

基础医学实验教学是培养医学生科研工作能力、创新思维能力和临床实践能力不可缺少的必要环节之一。随着现代数字网络技术和教育技术的发展，虚拟仿真实验教学在医学教育中逐渐得到了广泛应用，代表着将来的实验教学发展方向。虚拟仿真实验教学平台是在计算机的支持下，在虚拟实验界面模拟实验流程的实验方法，在实验的整个过程中无实验动物和实验仪器。实验者利用互联网技术和虚拟仿真实验教学资源就可以实现远程学习，同时教学平台利用交互化网络操作记录学生学习动态，可使教师对学生的学习情况有所掌握。视频形式的实验演示及模拟操作等可以激发实验者的学习兴趣和主动性。目前国内有多个虚拟仿真实验系统，下面以虚拟仿真实验教学平台为例介绍虚拟仿真实验系统的组成及操作过程。

一、虚拟仿真实验教学平台功能简介

虚拟仿真实验教学平台依托虚拟现实、多媒体、人机交互等技术，构建了高度仿真的虚拟实验环境和实验对象，学生在虚拟环境中开展实验，达到教学大纲所要求的教学效果。虚拟仿真实验教学平台采用计算机虚拟仿真与网络技术，涵盖 102 个仿真实验项目，包括生理学实验、病理生理学实验、药理学实验、人体实验、综合实验和实验仪器介绍等内容。整个虚拟实验中心由 59 个机能学实验模块，195 种形态学切片，7 个人体解剖学实验模块，14 个分子生物学实验模块，12 个人体虚拟实验模块（可虚实结合），6 种实验动物介绍，27 种科学实验设备介绍及 3 个 PBL 实验模块构成。该虚拟仿真实验教学平台以 Internet 为基础，无连接人数限制，可以随时进行虚拟实验学习，实现无处不在的自主学习。

虚拟仿真实验教学平台具有以下功能。

1. 用户管理　平台将用户分类为管理者、教师和学生，每类用户具有不同的权限。教师可以上传题目、组织考试等，学生可以学习课件、做笔记、预约实验、参加考试等。

2. 信息发布　对于管理者而言，可以通过虚拟实验中心进行信息发布，如一般的新闻公告或图片新闻等。

3. 内容管理　平台可以进行虚拟实验内容的管理，可以分类上传标准虚拟实验课件。

4. 题库管理　为了实现有监督的学习，该平台具有网络考试功能，包括理论考试和实验技能考试。题库管理者可以导入指定格式的任何理论考试题目，有了题库之后，老师只要指定了班级就可以进行网络考试，并可对考试成绩可以进行记录和管理。

5. 网络考试　教师在设置了题库和班级后可以进行网络考试。

6. 数据统计　管理员可以统计学生的课件学习情况，学生也可以看到自己的学习情况。

7. 交互功能　可以有论坛、答疑等交互功能。

8. 学生笔记功能　对于每一个学习模块，每个学生都可以做笔记，并进行实验内容的意见反馈，真正实现虚拟学习和实际学习的同步。

二、虚拟仿真实验教学平台具体操作

1. 首先在虚拟仿真实验教学中心首页的登录框中输入用户名和密码，点击登录按钮，登录虚拟仿真实验教学中心（图 7-1）。

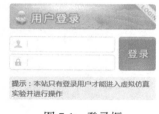

提示：本站只有登录用户才能进入虚拟仿真实验并进行操作

图 7-1　登录框

2. 登录中心后，点击进入虚拟仿真实验教学中心平台（图7-2）。

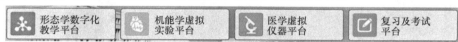

图7-2　虚拟仿真实验教学中心平台

下面以几个实验为例，对虚拟仿真内容的操作进行简单介绍。

（1）以"离体心肌细胞内动作电位记录和收缩力同步记录"为例："离体心肌细胞内动作电位记录和收缩力同步记录"是机能学实验心血管系统中的一个实验模块。

点击"机能学虚拟实验平台"图标，进入机能学内容（图7-3）。

首页＞基础医学仿真实验教学中心＞机能学　　　　　　　　　　　　　　返回

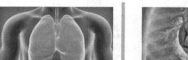
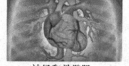
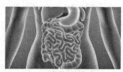
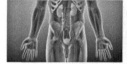
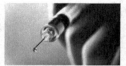
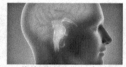
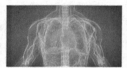

心血管系统 Cardiovascular System　呼吸系统 Respiratory System　神经和骨骼肌 Nerve and Skeletal Muscle System　消化系统 Digestive System

泌尿系统 Urinary System　药物效应动力学实验 Pharmacodynamics　药物代谢动力学实验 Pharmacokinetics　脉管系统（建设中）

图7-3　机能学内容

点击"心血管系统"，进入心血管系统模块（图7-4）。

首页＞基础医学仿真实验教学中心＞机能学＞心血管系统　　　　　　　　返回

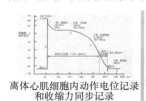
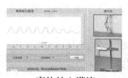
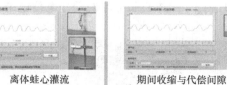
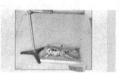
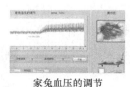
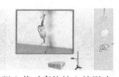

离体心肌细胞内动作电位记录和收缩力同步记录　离体蛙心灌流　期间收缩与代偿间隙　家兔血压的调节

蛙心起搏及起源分析　家兔失血性休克　强心苷对在体蛙心的影响　强心苷对离体蛙心的影响

图7-4　心血管系统模块

点击"离体心肌细胞内动作电位记录和收缩力同步记录"的图标，进入实验模块（图7-5）。

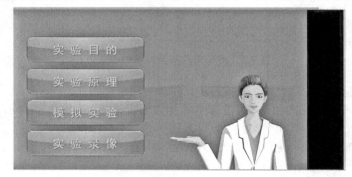

图7-5 "离体心肌细胞内动作电位记录和收缩力同步记录"的实验模块

点击"实验目的"，进入"离体心肌细胞内动作电位记录和收缩力同步记录"的实验目的学习（图7-6）。

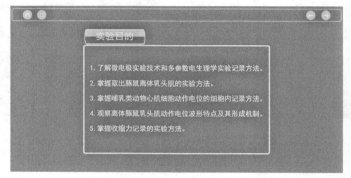

图7-6 "离体心肌细胞内动作电位记录和收缩力同步记录"的实验目的

点击左上角的"主页"图标，就可返回到上一级页面。

点击"实验原理"，即可进行"离体心肌细胞内动作电位记录和收缩力同步记录"的实验原理学习（图7-7）。

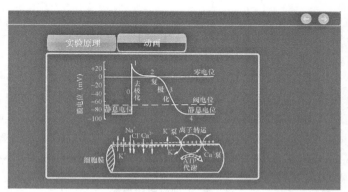

图7-7 "离体心肌细胞内动作电位记录和收缩力同步记录"的实验原理

点击"主页"图标，返回到上一菜单。再点击"模拟实验"，即可进行"离体心肌细胞内动作电位记录和收缩力同步记录"的实验模拟（图7-8）。

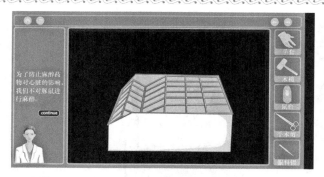

图 7-8　"离体心肌细胞内动作电位记录和收缩力同步记录"的实验模拟

点击左边框中的"continue"（继续），边框中的提示即可滚动，按照左边框中的提示进行实验操作（图 7-9）。

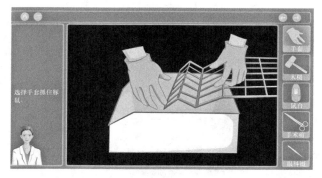

图 7-9　"离体心肌细胞内动作电位记录和收缩力同步记录"的实验模拟操作

按照左边框中的提示，选择右边框中的手套，即开始抓取实验动物。如需跳过某些步骤或重复学习某些步骤可通过右上角"向左""向右"这两个箭头按钮进行上一步、下一步操作。

实验完成后，点击右上角"退出学习"，就可退出"离体心肌细胞内动作电位记录和收缩力同步记录"的学习。

（2）以"离体蛙心灌流"为例："离体蛙心灌流"是机能学实验心血管系统中的一个实验模块。

如上所述，进入"离体蛙心灌流"实验模块（图 7-10～图 7-16）。

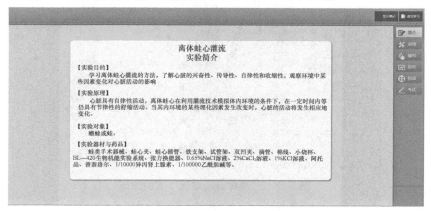

图 7-10　"离体蛙心灌流"实验模块

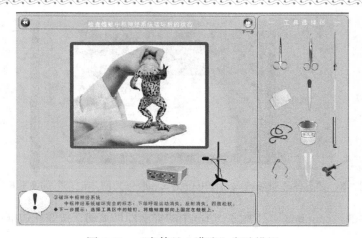

图 7-11 "离体蛙心灌流"实验模拟

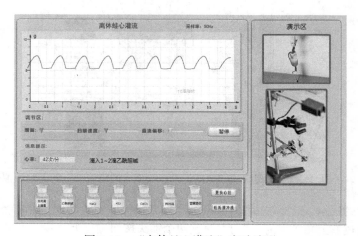

图 7-12 "离体蛙心灌流"实验波形

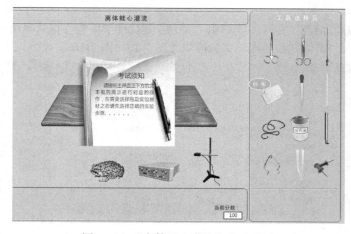

图 7-13 "离体蛙心灌流"实验考试

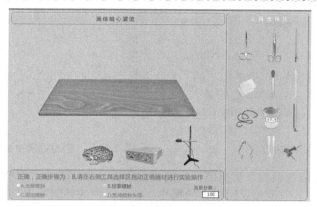

图 7-14　"离体蛙心灌流"实验考试选项 1

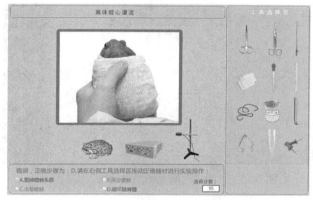

图 7-15　"离体蛙心灌流"实验考试选项 2

理论考试结束后，在右边工具选择区选择正确的工具进行实验操作考试，工具选择错误将会扣分。

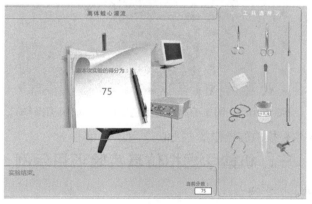

图 7-16　考试结果

考试完成后，给出本次实验的最终得分。

（3）以"阴道毛滴虫的染色镜检"为例："阴道毛滴虫的染色镜检"是形态学实验中的一个实验模块。

点击"形态学数字化教学平台"图标，进入形态学内容（图 7-17）。

点击"阴道毛滴虫的染色镜检"，进入实验模块，实验包含实验简介、实验原理和实验模拟三个部分（图 7-18）。

首页＞基础医学仿真实验教学中心＞形态学

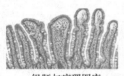

组胚与病理图库

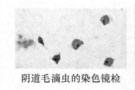

阴道毛滴虫的染色镜检

图 7-17　形态学内容　　　　　　　　图 7-18　"阴道毛滴虫的染色镜检"实验模块

　　"阴道毛滴虫的染色镜检"实验模拟中的提示语提示在实验中的具体操作步骤及注意事项，进度条可进行上一步、下一步和返回主页的操作。右边框中的是实验工具区，可选择模拟实验中用到的工具（图7-19，图7-20）。

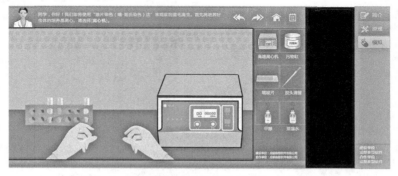

图 7-19　"阴道毛滴虫的染色镜检"实验模拟

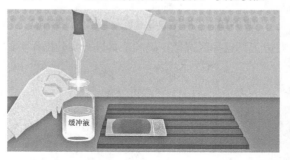

图 7-20　"阴道毛滴虫的染色镜检"实验模拟操作

以此类推，其他各实验模块的操作基本类似。

三、机能学虚拟仿真实验项目示例

1. 强心苷对离体蛙心的影响。

2. 药物对双香豆素抗凝作用的影响。

3. 抗心律失常药物的作用。

4. 吗啡对呼吸的抑制和解救。

5. 利尿药的利尿作用。

6. 药物剂量对药物血浓度的影响。

7. 巴比妥类药物作用的比较。

（大连大学　杨春光）

第八章 病例讨论

病 例 一

患者，女性，65岁。腹痛、腹胀伴恶心、呕吐4天。

患者4天前无明显诱因出现腹痛、腹胀伴恶心、呕吐，腹痛为持续性胀痛，间歇性加重、呕吐约5次，呕吐物为食物残渣及黄绿色液体，每次量为100～700ml，近3天未进食，尿量明显减少，伴四肢乏力，急诊入院。

既往史：2年前曾因小肠出血，行部分小肠切除术。

体格检查：体温36.7℃，脉搏101次/min，呼吸21次/min，血压96/64mmHg。平车入病房，神志模糊，皮肤黏膜弹性差，眼睑塌陷，唇舌干燥；双瞳等大等圆，对光反射敏感；心率110次/min，心音弱；肺（−）；腹部明显膨隆，未见局部隆起，全腹压痛，脐周为甚，未触及反跳痛及腹肌紧张；腹部未扪及包块，叩诊为鼓音，肠鸣音明显亢进，可闻及气过水声。

辅助检查：X线立位、卧位腹平片显示小肠大量液气平，提示低位机械性肠梗阻。血清电解质：K^+ 2.1mmol/L，Na^+ 115mmol/L，Cl^- 91mmol/L。血气分析：pH 7.52，$PaCO_2$ 46mmHg，PaO_2 96mmHg，标准碳酸氢盐（SB）32mmol/L，碱剩余（BE）6.6mmol/L，SaO_2 97%。尿常规：SG 1.032，pH 5.5，Na^+ 10mmol/L，尿蛋白（PRO）（−），酮体（KET）（＋）。心电图示：窦性心动过速。临床诊断考虑粘连性肠梗阻。

【思考题】

1. 该患者存在何种水、电解质紊乱？诊断依据是什么？阐述发生机制。

2. 该患者存在何种类型的酸碱平衡紊乱？诊断依据是什么？阐述发生机制。

病 例 二

患者，男性，35岁。因肠梗阻术后禁食，并连续做胃肠减压7天，共抽吸液体2200ml。平均每天静脉补液（5%葡萄糖溶液）2500ml，尿量2000ml。手术后2周，患者精神不振，全身乏力，面无表情，嗜睡，食欲减退，腱反射迟钝。血K^+ 2.4mmol/L，Na^+ 135mmol/L，Cl^- 103mmol/L。心电图示：Ⅱ、aVF、V_1、V_5导联ST段下降，aVF导联T波双相，V_3有U波。立即开始每天以氯化钾加入5%葡萄糖溶液静脉注射，4天后血K^+升至4.8mmol/L，一般情况显著好转，能坐起，表情反应恢复正常，食欲增进，腱反射恢复，心电图恢复正常。

【思考题】

1. 该患者发生了何种类型的钾代谢紊乱？诊断依据是什么？

2. 引起该患者出现低血钾的原因可能有哪些？

3. 该患者的哪些症状、体征和实验室检查与低血钾有关？简述其发生机制。

病 例 三

患者，女性，41岁。因交通事故所致汽油火焰烧伤入院。入院时神志清楚，表情淡漠，呼吸困难。血压70/50mmHg，伴血红蛋白尿。烧伤面积80%，Ⅲ度烧伤占55%，并有严重呼吸道烧伤。实验室检查：红细胞$5.2×10^{12}$/L，血红蛋白160g/L，pH 7.27，SB 16mmol/L，$PaCO_2$ 52mmHg，K^+ 4.3mmol/L，Cl^- 100mmol/L，Na^+ 133mmol/L。

入院后立即给予气管切开，吸氧，静脉输液及其他急救处理。伤后24h共补血浆1300ml，右旋糖酐500ml，5%葡萄糖溶液1300ml，20%甘露醇200ml，10%氯化钾10ml。患者一般情况好转，血压 90/70mmHg，尿量 1840ml/24h，血红蛋白 120g/L，pH 7.38，SB 36mmol/L，$PaCO_2$ 66mmHg，Na^+ 140mmol/L，Cl^- 106mmol/L。立即人工通气，当日下午 pH 7.53，SB 16mmol/L，$PaCO_2$ 19mmHg。经调整通气量后，病情逐渐稳定。入院第 18 天，出现发热，创面感染，败血症，血压降至 70/50mmHg，尿量 150～200ml/24h，pH 7.11，SB 11mmol/L，$PaCO_2$ 33mmHg，K^+ 5.9mmol/L，Cl^- 104mmol/L，Na^+ 134mmol/L。患者终因抢救治疗无效而死亡。

【思考题】

1. 该患者发生了何种水、电解质紊乱及酸碱失衡？诊断依据是什么？阐述其发生机制。

2. 该患者的致死原因是什么？

病 例 四

1. 张某作业时不慎在酒精车间一发酵罐中昏倒，李某听到呼救声从滑梯下入罐内抢救张某，但拼尽全力也未能将张某从发酵罐内拉出来，看到罐底有一阀门小气孔，李某将张某鼻孔对准气孔，自己却昏倒了。约 30min 后，张某脱险了，但李某再也没能醒来。

2. 某菜农某日清晨 4 时在蔬菜温室内为火炉添煤时，昏倒在温室台阶上，4h 后被发现。患者出现呼吸急促、神志不清、口唇樱桃红色等症状，急诊入院。

3. 某工地的 6 名民工午餐时进食了用散装盐调味的萝卜汤。进食过程中 6 人先后出现不同程度的头晕、头痛、恶心、呕吐、乏力、心悸、口唇青紫、呼吸急促等症状，随即送往医院抢救。对残余食物及患者呕吐物的检测显示其中含有较高含量的亚硝酸盐。

【思考题】

1. 上述情况分别属于何种类型缺氧？其血氧指标各有何变化？

2. 对于上述几种情况，各应采取何种急救措施？

病 例 五

患者，男性，20 岁。因不洁饮食后高热、腹泻 3 天住院。

体格检查：体温 39.7℃，脉搏 95 次/min，呼吸 30 次/min，血压 110/80mmHg。烦躁不安，出冷汗，解灰白色黏液便。实验室检查：白细胞 $7.5×10^9$/L，中性粒细胞 83%。以青霉素 24 万单位静脉滴注治疗后；第 2 天患者体温升至 41.5℃，神志不清，皮肤发绀，呼吸表浅，呼吸频率增至 40 次/min，心率 110 次/min，血压 55/30mmHg。以输液、吸氧、给予间羟胺等措施治疗后，血压未回升；第 3 天患者皮肤出现淤斑，并出现鼻腔出血，针眼及静脉切开处不断渗血，呕出大量咖啡色液体，出现柏油样大便，无尿，从导尿管导出血尿 50ml。急查血常规：白细胞计数 $2.4×10^9$/L，中性粒细胞 50%，红细胞数 $2.5×10^{12}$/L，血小板计数 $14×10^9$/L，凝血酶原时间（PT）3min，纤维蛋白原 1.5g/L；血涂片可见星形、三角形、半月形异形红细胞及红细胞碎片，经输液、输血、肝素等治疗未好转，血压测不到，患者昏迷，二次出现呼吸、心搏骤停，抢救 12h 无效死亡。血培养显示伤寒杆菌生长。

【思考题】

1. 本病例的诊断是什么？诊断根据是什么？

2. 患者入院时的临床表现（血压 110/80mmHg，脉搏 95 次/min，呼吸 30 次/min，烦躁不安，出冷汗，尿少）说明此时患者处于休克的什么时期？此期微循环有何改变？这些改变有何代偿意义？这些临床表现的发生机制是什么？

3. 患者入院第 2 天血压降至 55/30mmHg，同时出现神志不清，呼吸表浅，频率增快，心率增至 110 次/min，无尿，发绀，说明此时患者处于休克的什么时期？此期微循环有何改变？患者临床表现发生改变的机制是什么？

4. 患者第 3 天又合并了何种病理过程？判断依据是什么？阐述其发生机制。

5. 该患者出现多部位出血的发生机制是什么？

6. 该患者血压继续下降的机制是什么？

7. 该患者血涂片可见星形、三角形、半月形异形红细胞及红细胞碎片，且红细胞数 2.5×10^{12}/L，说明什么问题？发生机制如何？

8. 结合本病例谈谈休克与弥漫性血管内凝血（DIC）的关系。

病 例 六

患者，女性，妊娠 40 周伴下腹痛待产 3h 入院，入院前产检曾诊断为轻度妊娠高血压综合征。体格检查：体温 36.8℃，脉搏 90 次/min，呼吸 20 次/min，血压 150/100mmHg。皮肤无出血点，心肺听诊无异常。患者入院后，于当日自然分娩一正常女婴，当时宫缩好，阴道流血约 100ml。娩出女婴约 10min 后，患者突然出现面色苍白，表情淡漠，恶心、畏寒、寒战、呼吸困难、口吐少许白沫，心率 140 次/min，心悸明显，呼吸 30 次/min，产道发生大出血，约 1300ml，流出血不凝固，血压迅速下降至不能测出。实验室检查：红细胞数 1.7×10^{12}/L，血红蛋白 52g/L，白细胞计数 11.2×10^9/L，血小板计数 40×10^9/L，3P 实验（+++），活化部分凝血活酶时间（APTT）78s，凝血酶原时间（PT）28s，凝血酶时间（TT）23s，纤维蛋白原 0.98g/L；外周血涂片：红细胞碎片 >6%，D-二聚体实验（++）。尿常规：尿蛋白（+），可见颗粒管型。心电图示窦性心动过速，心肌缺血。产后观察见注射部位有血肿、淤斑。抽血检验及病理活体检查报告称血中有羊水成分及胎盘组织细胞。

【思考题】

1. 该患者发生 DIC 的原因是什么？诱因是什么？

2. 诊断该患者发生 DIC 的依据有哪些？

3. DIC 引起出血的机制是什么？

4. 结合该病例谈谈 DIC 可造成哪些重要脏器的损害？

病 例 七

患者，女性，26 岁。因咳嗽、咳痰 2 天，发热伴呼吸急促 6h 入院。患者 2 天前因受凉出现咳嗽、咳痰、全身酸痛，精神状态、食欲尚可，未服用任何药物。6h 前被发现呼吸急促、神志恍惚，体温升高，急送入院治疗。

体格检查：体温 40.1℃，脉搏 135 次/min，呼吸 40 次/min，血压 90/60mmHg。抬入病房，急性病容，呼吸急促，神志恍惚。双目向上凝视，口唇发绀，咽部充血明显，扁桃体不大。颈软，气管居中，双下肺可闻及大量中细湿啰音，右侧较多。心率 135 次/min，律齐，各瓣膜区未闻及病理性杂音。腹部（−）。双下肢无水肿。病理性反射未引出。

辅助检查：血气分析示 pH 7.2，$PaCO_2$ 30mmHg，PaO_2 42mmHg，SB 12mmol/L，SaO_2 55%。血常规示白细胞 16.9×10^9/L，红细胞 2.7×10^{12}/L，血红蛋白 102g/L。

临床主要诊断：重症肺炎合并急性呼吸窘迫综合征。

【思考题】

1. 该患者存在何种类型呼吸衰竭？其血气变化特点及发生机制是什么？

2. 该患者可能存在何种酸碱失衡？

3. 对该患者应采取何种治疗措施？

病 例 八

患者，男性，63 岁。因反复咳嗽 12 年，双下肢水肿 3 年，加重半月入院。患者于 12 年前因受凉后出现咳嗽，开始咳少量白痰，后变黄痰，治疗后好转，但每于冬春季节常反复发作，上述症状逐年加重。3 年前开始出现劳累后心悸、气促、气喘，夜间喘息较重，伴双下肢水肿，腹胀。一直服用中药治疗，症状略有改善，但平时有轻咳喘，咳白色黏痰，夜间较重。半月前因受凉感冒后出现咳嗽、发热、咳黄痰、气喘加重，入院治疗。

体格检查：体温 38.3℃，脉搏 125 次/min，呼吸 24 次/min，血压 130/80mmHg。神志清，发育正常，营养欠佳，精神萎靡。口唇发绀，面色黄，舌质淡，苔厚腻干，咽部充血，颈软，颈静脉怒张，肝颈静脉回流征（＋）。胸廓前后径增宽，肋间隙增宽，叩诊呈过清音，双肺呼吸音粗，可闻及干、湿啰音。心尖冲动不明显，剑突下可见心脏搏动，心界无明显增大，心音遥远，各瓣膜无明显杂音，心率 125 次/min，可闻及期前收缩。腹软，右上腹压痛明显，肝大肋下 2cm，剑突下 5cm，质地中等，压痛，脾肋下 2cm，移动性浊音（＋），脊柱四肢无畸形，双肾区无叩痛，腰骶部及双下肢凹陷性水肿（＋＋），神经系统检查生理反射存在，病理反射未引出。

实验室检查：血常规示白细胞 11.2×10^9/L，红细胞 2.6×10^{12}/L，血红蛋白 120g/L。血气分析示 pH 7.30，PaO_2 58mmHg，$PaCO_2$ 70mmHg，实际碳酸氢盐（AB）20mmol/L。尿常规正常。X 线检查：肺动脉段突出，右室弓增大，肺野透过度增强，肺门部纹理增粗。心电图示：P 波高尖，顺钟向转位，右心室肥厚，心肌劳损，多源性期前收缩。

入院后经抗感染、祛痰、利尿、强心等治疗，病情好转出院。

【思考题】

1. 该患者的主要诊断是什么？其发病机制及病程演变过程是什么？

2. 该患者存在何种类型酸碱失衡？发生机制如何？

3. 对该患者进行氧疗时需遵循什么原则？为什么？

病　例　九

患者，女性，37 岁。因心悸、气短 6 年，加重 10 天入院。患者于 6 年前开始劳动时自觉心悸、气短，休息后可好转，但每于劳动时反复发作。近 1 年来此症状加重，同时出现下肢水肿。1 个月前有时夜晚入睡后感到气闷而惊醒，并坐起喘气和咳嗽。10 天前因劳累受凉后出现发热、咳嗽、咳黄色痰，伴咽痛、腹泻、心悸、呼吸困难逐渐加重。患者曾于 9 岁时因常患咽喉肿痛而做扁桃体摘除术。20 岁后屡有关节肿痛史。

体格检查：体温 39.2℃，脉搏 120 次/min，呼吸 32 次/min，血压 100/80mmHg。发育正常，营养欠佳，声音嘶哑，口唇发绀，半卧位，呼吸急促，咽部红肿。颈静脉怒张。心界向两侧扩大，心率 125 次/min，节律不齐，心音强弱不等，心尖区可闻及明显的收缩期及舒张期杂音。两肺可闻及弥漫性湿啰音。腹膨隆，肝肋下 3cm，剑突下 4.5cm，质地中等，有压痛，肝颈静脉回流征阳性，脾肋下 2.5cm，腹部移动性浊音（＋）。四肢末端轻度发绀，指端呈杵状，双下肢凹陷性水肿（＋＋＋）。

实验室检查：红细胞 3.0×10^{12}/L，白细胞 18.0×10^9/L，中性粒细胞 90%，血红蛋白 110g/L。红细胞沉降率 26mm/h，抗链球菌溶血素"O"（ASO）滴度＞500U。pH 7.28，$PaCO_2$ 46mmHg，PaO_2 81mmHg，SB 16 mmol/L，尿蛋白（＋），尿比重 1.025，血 K^+ 浓度 6.6mmol/L。X 线片示双肺纹理增粗，可见模糊不清的片状阴影，心脏向两侧扩大，肺动脉段突出。

入院后即给予强心、利尿、抗感染等治疗。于次日夜晚患者突然出现极度呼吸困难，烦躁不安，咳出大量粉红色泡沫样痰，双肺中下部有密集的中小水泡音，全肺可闻及哮鸣音。经抢救无效死亡。

【思考题】

1. 该患者发生心力衰竭的原因是什么？诱因是什么？其心功能不全是如何逐步加重的？

2. 心力衰竭分为几种类型？该患者属于哪一类心力衰竭？为什么？

3. 该患者出现夜间阵发性呼吸困难的机制是什么？

4. 该患者出现水肿的机制是什么？

5. 该患者心率加快的机制是什么？有何利弊？

6. 该患者的治疗原则是什么？

病 例 十

患者，男性，56 岁。2 天前因食用牛肉出现恶心、呕吐、神志恍惚，烦躁不安而急诊入院。患者 10 年前曾诊断为慢性肝炎，检查发现肝大于肋下 1.5cm，经服用药物好转出院。后常有肝区隐痛不适，食欲缺乏，病情时轻时重。3 年前上述症状加重，出现皮肤、巩膜黄染，进食后腹胀明显，并伴有恶心、呕吐、便稀。近 3 个月来，进行性消瘦，皮肤、巩膜黄染加深，鼻和齿龈时有出血，间有便血。患者既往嗜酒，日饮酒半斤以上，长年不断。

体格检查：体温 36.8℃，脉搏 95 次/分，呼吸 28 次/分，血压 140/90mmHg。重病容，神志恍惚，烦躁不安，皮肤、巩膜黄染，腹部膨隆，腹壁可见静脉曲张，上胸部数个蜘蛛痣，肝肋下 3.5cm，质硬，边缘钝。脾肋下 3cm，质硬，移动性浊音（+）。双下肢凹陷性水肿（+），食管吞钡 X 线显示食管下段静脉曲张。

实验室检查：红细胞 2.98×10^{12}/L，白细胞 9.6×10^9/L，血红蛋白 88g/L，血清胆红素 34μmol/L，血氨 96μmol/L，血浆总蛋白 53g/L，白蛋白 14.4g/L，球蛋白 39.6g/L，K^+ 4.2mmol/L，Na^+ 135mmol/L，Cl^- 103mmol/L。血气分析：pH 7.48，$PaCO_2$ 25mmHg，SB 19.3mmol/L。

入院后，给予静脉输入谷氨酸钠、葡萄糖、维生素、肌苷等，限制蛋白质摄入，口服大量抗生素，并用乳果糖灌肠。经积极抢救后，患者神志逐渐清楚，病情好转，准备出院。次日，患者突然大量呕血，血压 60/40mmHg，经输血、补液血压回升，病情好转；第 2 天清晨，患者再次出现神志恍惚，烦躁不安，尖叫，有扑翼样震颤，肌张力亢进，大便呈柏油样。继后发生昏迷，血压 150/65mmHg，皮肤、巩膜深度黄染，血清胆红素 88μmol/L，血氨 107μmol/L。经各种降氨治疗后，血氨降至 61μmol/L，但上述症状无明显改善，患者仍处于昏迷状态。后改用左旋多巴静脉滴注，经过近 1 个月的治疗，症状逐渐减轻，神志渐渐恢复。

【思考题】

1. 肝脏的正常功能有哪些？

2. 该患者出现神经精神症状的原因是什么？有何诱因？试分析其发病机制。

3. 该患者出现了哪些类型的酸碱失衡？诊断依据是什么？

4. 入院后，为什么给患者输入谷氨酸钠、限制蛋白质摄入及口服抗生素和酸性溶液灌肠？

5. 该患者改用左旋多巴治疗后病情好转说明什么？

病 例 十 一

患者，女性，36 岁。因在泥石流中被冲倒的房屋石块砸压 7h 致左腿严重创伤入院。

体格检查：血压 70/45mmHg，脉搏 105 次/min，呼吸 25 次/min。伤腿发冷、发绀，从腹股沟以下开始往远端肿胀。膀胱导尿，导出尿液 300ml。经输液治疗后患者循环状态得到显著改善，伤腿循环也有好转。虽经补液和甘露醇输注使血压恢复至 110/70mmHg，但仍无尿。入院时血 K^+ 为 5.5mmol/L，输液及外周循环改善后升至 8.6mmol/L，决定立即行截肢术。左大腿中段截肢，静脉注射胰岛素、葡萄糖和用离子交换树脂灌肠后，血 K^+ 暂时降低，高钾血症的心脏效应经使用葡萄糖酸钙后得到缓解。

伤后 72h 内患者排尿总量为 150ml，呈酱油色，内含肌红蛋白。在以后的 18 天内，患者完全无尿，持续使用腹膜透析。病程中因透析而继发腹膜炎，左下肢残余部分发生坏死，伴大量胃肠道出血。伤后第 19 天，平均尿量为 50～100ml/24h，尿中有蛋白和颗粒、细胞管型。血小板计数 56×10^9/L，血浆纤维蛋白原 1.3g/L，凝血时间显著延长，3P 试验阳性。血尿素氮 18.8mmol/L，血清肌酐 388.9μmol/L，血 K^+ 6.5mmol/L，pH 7.20，$PaCO_2$ 30mmHg。虽采取多种治疗措施，但患者一直少尿或无尿，于入院第 39 天死亡。

【思考题】

1. 该患者经历了哪些主要病理过程？有何判断依据？发生机制如何？

2. 为何该患者入院时血 K^+ 为 5.5mmol/L，经输液及外周循环改善后血 K^+ 升至 8.6mmol/L？

3. 该患者的死因是什么？

病 例 十 二

患者，女性，38 岁。因反复发作颜面及双下肢水肿 10 余年，尿闭 1 天入院。患者 10 余年前曾被诊断为肾炎（具体不详），后反复出现颜面及双下肢水肿，间断服用利尿药物治疗后症状稍缓解，近 4 年来出现明显多尿，每昼夜 10 余次，其中夜尿 5～6 次，尿量约 2200ml。劳累后常出现头晕、头痛、目眩、心悸、气促，但无畏寒、低热、盗汗、咳嗽，无恶心、呕吐，无腰酸痛、尿频、尿急和尿痛等病史。2 年来夜尿更加明显，尿量达 2500～3500ml/d。患者常觉周身骨痛，逐渐加重。近来站立、翻身尤感疼痛明显，无法自由活动。平素无关节红肿及游走性关节疼痛史。近 1 周来尿少、水肿及食欲缺乏、恶心加重，时有呕吐。全身皮肤瘙痒，四肢麻木，偶有轻微抽搐，1 天前，患者出现尿闭、头晕加重而急诊入院。

体格检查：体温 37℃，呼吸 20 次/分，脉搏 80 次/分，血压 150/100mmHg，精神萎靡，反应迟钝，面部水肿，皮肤、黏膜未见出血点。实验室检查：红细胞 $2.1×10^{12}$/L，白细胞 $9.6×10^9$/L，血红蛋白 45g/L，血磷 2.7mmol/L，血钙 1.3mmol/L。尿常规：尿蛋白（+），红细胞 10～15 个/HP，白细胞 0～2 个/HP，上皮细胞 0～2 个/HP，颗粒管型 2～3 个/HP。尿培养：无细菌生长。X 线检查：双肺正常，心界略扩大，骨质普遍性稀疏及骨质变薄。

【思考题】

1. 该患者出现何种类型的肾衰竭？阐述其发病原因和发展经过。

2. 该患者有哪些主要临床表现？其发生机制是什么？

（大连大学　康　乐，大连医科大学　方　明）

参 考 文 献

胡还忠，牟阳灵，2016. 医学机能学实验教程. 4 版. 北京：科学出版社.

黄德斌，2016. 医学机能学实验. 北京：高等教育出版社.

刘爱明，张俊芳，2016. 医学机能实验（英文版）. 杭州：浙江大学出版社.

陆源，孙霞，饶芳，2016. 机能学实验教程. 3 版. 北京：科学出版社.

罗怀青，何月光，2015. 机能实验学教程. 北京：北京大学医学出版社.

邵义祥，2016. 医学实验动物学教程. 3 版. 南京：东南大学出版社.

石瑞丽，薛永志，张坤，等，2016. 医学机能实验学. 北京：科学出版社.

薛冰，2018. 医学机能学实验. 3 版. 北京：科学出版社.

附　录

附表 1　动物实验常用麻醉药的用法和剂量

麻醉剂	动物	给药方法	剂量（mg/kg）	常用浓度（%）	持续时间、作用特点
戊巴比妥钠（pentobarbital sodium）	犬、猫、家兔	静脉	30～50	1～2	持续时间3～5h，无副作用，中途补药1/5量，可维持1h以上，麻醉力强，易抑制呼吸
		腹腔	40～45		
		皮下	40～45		
	大鼠、小鼠、豚鼠	腹腔	35～50		
		静脉	/		
	鸟类	肌内	50～100		
苯巴比妥钠（phenobarbital sodium）	犬、猫	腹腔	80～100	1～2	作用持久，使用方便，通常在实验前0.5～1h用药。持续时间3～5h
		静脉	70～100		
	家兔	腹腔	150～120		
	鸽	肌内	300		
硫喷妥钠（thiopental sodium）	犬、家兔、猫	静脉	20～25	2	麻醉快，苏醒也快，持续时间0.5～1h，麻醉力强，静脉注射宜慢，以免死亡
	大鼠	腹腔	40	1	
	小鼠	腹腔	50	1	
氯醛糖（chloralose）	犬、家兔、猫	静脉、腹腔	60～100	2	持续时间3～4h，诱导期不明显，药物安全度高，对自主神经中枢的机能无明显抑制作用
	大鼠	腹腔	50	2	
氨基甲酸乙酯（urethane；别名：乌拉坦）	家兔	静脉	750～1000	20	持续时间2～4h，应用广泛，大多数实验动物都可以使用，毒性小且安全
	大鼠、小鼠	皮下、肌内	800～1000	20	
	蛙	淋巴囊	0.1ml/100g	20～25	
	蟾蜍	淋巴囊	1ml/100g	10	
水合氯醛（chloral hydrate）	小鼠	腹腔	400	10	持续时间1～2h，安全范围小
	大鼠		300		
	豚鼠、地鼠		200～300		
	猫	静脉	300		
	犬		125		

附表 2　常用生理盐溶液的成分及配制

| 成分 | 生理盐水（g） | | 林格液（g） | 洛克液（g） | 蒂罗德液（g） |
	两栖类	哺乳类	两栖类用	哺乳类用	哺乳类用
氯化钠（NaCl）	6.50～7.00	9.00	6.50	9.00	8.00
氯化钾（KCl）	/	/	0.14	0.42	0.20
氯化钙（$CaCl_2$）	/	/	0.12	0.24	0.20
氯化镁（$MgCl_2$）	/	/	/	/	0.10
葡萄糖（GS）	/	/	2.00	1.0～2.50	1.00
碳酸氢钠（$NaHCO_3$）	/	/	0.20	0.10～0.30	1.00
磷酸二氢钠（NaH_2PO_4）	/	/	0.01	/	0.05
加蒸馏水至（ml）	1000	1000	1000	1000	1000
pH			7.2	7.3～7.4	7.3～7.4

附表 3　常用实验动物生理常数

| 动物种类 | 体温（℃） | 呼吸（次/min） | 心率（次/min） | 血压 | |
				收缩压（kPa）	舒张压（kPa）
小鼠	37.0～39.0	84～230	324～800	17.7～21.3	13.6～14.7
大鼠	38.5～39.5	66～114	261～600	10.7～17.3	8.0～13.3
豚鼠	37.8～39.5	110～150	260～400	3.7～18.7	2.1～12.0
家兔	38.5～39.5	38～60	123～304	12.7～17.3	8.0～12.0
犬	38.5～39.5	14～28	100～130	14.4～25.2	10.0～16.3
猫	38.0～39.5	20～30	110～140	11.7～18.9	4.7～11.3

附表 4　动物与人体的每千克体重等效剂量折算系数

| 折算系数（W） | | A 种动物或成人 | | | | | | |
		小鼠（0.02kg）	大鼠（0.2kg）	豚鼠（0.4kg）	家兔（1.5kg）	猫（2kg）	犬（12kg）	成人（60kg）
B	小鼠（0.02kg）	1.00	1.40	1.60	2.70	3.20	4.80	9.01
种	大鼠（0.2kg）	0.70	1.00	1.14	1.88	2.30	3.60	6.25
动	豚鼠（0.4kg）	0.61	0.87	1.00	1.65	2.05	3.00	5.55
物	家兔（1.5kg）	0.37	0.52	0.60	1.00	1.23	1.76	3.30
或	猫（2kg）	0.30	0.42	0.48	0.81	1.0	1.44	2.70
成	犬（12kg）	0.21	0.28	0.34	0.56	0.68	1.00	1.88
人	成人（60kg）	0.11	0.16	0.18	0.30	0.37	0.53	1.00

计算公式：B 种动物的剂量（mg/kg）＝W×A 种动物的剂量（mg/kg）

附表 5 常用实验动物及人的体表面积比例（剂量换算用）

实验动物	小鼠 （20g）	大鼠 （200g）	豚鼠 （400g）	家兔 （1.5kg）	猫 （2.0kg）	猴 （4.0kg）	犬 （12.0kg）	成人 （70.0kg）
小鼠（20g）	1.00	7.00	12.25	27.80	29.0	64.10	124.20	387.90
大鼠（200g）	0.14	1.00	1.74	3.90	4.20	9.20	17.80	56.00
豚鼠（400g）	0.08	0.57	1.00	2.25	2.40	5.20	10.20	31.50
家兔（1.5kg）	0.04	0.25	0.44	1.00	1.08	2.40	4.50	14.20
猫（2.0kg）	0.03	0.23	0.41	0.92	1.00	2.20	4.10	13.00
猴（4.0kg）	0.016	0.11	0.19	0.42	0.45	1.00	1.90	6.10
犬（12.0kg）	0.008	0.06	0.10	0.22	0.24	0.52	1.00	3.10
成人（70.0kg）	0.0026	0.018	0.031	0.07	0.076	0.16	0.32	1.00

查表方法：

例如，如果犬给药剂量为 10mg/kg，12.0kg 的犬给药总剂量为 12.0kg×10mg/kg＝120mg。查上表 70.0kg 人与 12.0kg 犬相交处为 3.10，所以人（70.0kg）的给药剂量＝120mg×3.10＝372mg。